Aikido
PASO A PASO

Una guía práctica

Moriteru Ueshiba

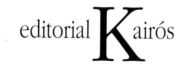

Título original: PROGRESSIVE AIKIDO

La información de contacto de la Aikikai Foundation es la siguiente:
Aikido World Headquarters
Aikikai Foundation
17-18 Wakamatsu-cho
Shinjuku-ku
Tokyo 162-0056
Japón
Tel: 81-(0)3-3203-9236
Fax: 81-(0)3-3204-8145
Página de Internet: www.aikikai.or.jp
Correo electrónico: aikido@aikikai.or.jp

Publicación acordada con Kodansha International, Ltd.

Fotografías de Kyuzo Akashi
Las técnicas *waza* se muestran con el autor como *tori* y Takeshi Kanazawa, Yoshinobu Irie y Toshio Suzuki como *uke*.

© de la edición en castellano:
  2009 by Editorial Kairós, S.A.
  Numancia 117-121, 08029 Barcelona, Spain
  www.editorialkairos.com

© Traducción del inglés: Carol Isern

Revisión: Joaquim Martínez Piles

Primera edición: Marzo 2009
Cuarta edición: Febrero 2019

ISBN: 978-84-7245-699-0
Depósito legal: B-3.690/2009

Fotocomposición: Grafime. Mallorca 1. 08014 Barcelona
Impresión y encuadernación: Litogama. Barcelona

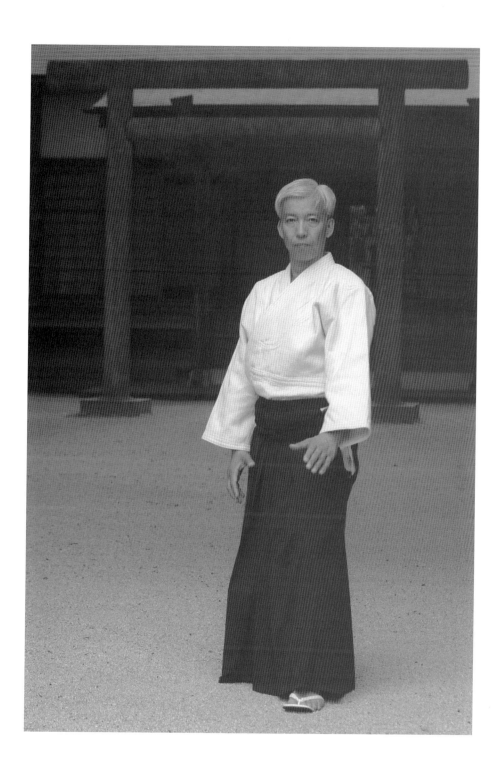

PREFACIO

Cuando las personas empiezan la práctica del Aikido, la primera pregunta que acostrumbran a hacer es: ¿durante la práctica, cuál es el elemento más importante que hay que aprender primero del profesor?

En el entrenamiento de Aikido, las primeras cosas que aprendemos son las posiciones *hanmi*, *irimi*, *tenkan* y cómo desarrollar el poder de *kokyu*. En todas estas técnicas de Aikido, el elemento más importante y el fundamental es el movimiento adecuado. Si convierte el movimiento adecuado en la base del entrenamiento, usted será capaz de dominar las técnicas fundamentales, las técnicas avanzadas y las técnicas aplicadas. En otras palabras, es necesario llevar a cabo, desde el principio, una rigurosa aproximación paso a paso. Si se dominan los elementos básicos, su habilidad mejorará de forma natural durante el entrenamiento.

Este manual ofrece una sistemática aproximación paso a paso que se basa en el movimiento adecuado para ofrecer un entrenamiento en las técnicas fundamentales, básicas y aplicadas siguiendo el orden correcto. Tengo la esperanza de que tanto las ilustraciones como las fotografías de este manual de Aikido sean de utilidad tanto para principiantes como para profesores experimentados.

Los principiantes deberían absorber todo lo que pudieran de sus profesores; los profesores experimentados deberían conservar el deseo de mejorar. Éste es el significado de *keiko*, «entrenamiento», en Aikido. Si este manual ayuda a los muchos practicantes de Aikido a mejorar de alguna manera, sea cual sea su nivel, me sentiré muy complacido.

Moriteru Ueshiba

ÍNDICE

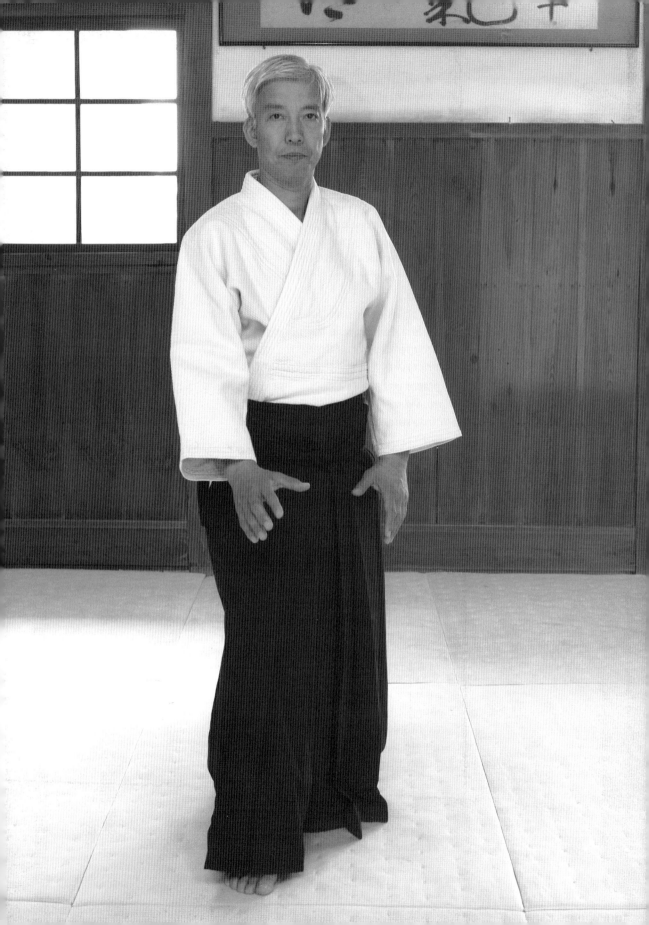

CAPÍTULO 1

Introducción
a los principios del Aikido

¿QUÉ ES EL AIKIDO?

El Aikido como arte marcial

Aikido es un sistema que deriva de las tradiciones marciales de Japón. Las artes marciales que han preservado su tradición intacta, tal y como era en el pasado, se conocen como *kobudo*. El Fundador del Aikido, Morihei Ueshiba, se entrenó en muchos sistemas de artes marciales tradicionales y luego desarrolló el Aikido, un sistema completamente nuevo. Morihei reunió los mejores aspectos de los viejos sistemas y creó un arte marcial para el futuro, un Budo moderno situado en el contexto de la sociedad contemporánea.

Existen otras artes marciales modernas, como el Judo, el Kendo, y el Karate-do, y todas ellas se basan en la competición y contienen elementos deportivos. Pero el Aikido no se somete a la competición organizada y otorga una importancia primordial al desarrollo espiritual del individuo y a la responsabilidad social. Quizá, la característica más destacable es que el Aikido preserva los mejores aspectos del pasado dentro del marco de las condiciones sociales actuales y se convierte, así, en un Budo puro, moderno e universal.

El Aikido como método de entrenamiento

Puesto que en el Aikido no existen competiciones organizadas, en él la formación del espíritu individual es lo más importante. El Fundador, Morihei Ueshiba, dijo: «Nunca cesen de forjar la mente y el cuerpo para refinar el carácter a través del entrenamiento: éste es el primer principio». En el Aikido forjamos el cuerpo y la mente, desarrollamos un espíritu inquebrantable, extraemos lo mejor del espíritu humano y entrenamos continuamente. Éste es el poder del desarrollo espiritual.

El objetivo del entrenamiento en Aikido es armonizarse con la naturaleza, integrar cuerpo y mente, manifestar la bondad interior de uno mismo, activar el poder espiritual y permanecer en un estado del ser seguro e imperturbable.

El Aikido como autodefensa

Aikido es Budo, no es un sistema de autodefensa *per se*, y no contiene ningún tipo de competición organizada. Pero el ser humano se enfrenta continuamente a peligros, y los desastres pueden ocurrir de improviso. El Aikido no nos puede proteger de peligros inesperados, pero sí nos ayuda a desarrollar presencia de mente y nos enseña a movernos de la forma más eficiente, lo cual puede funcionar como autodefensa contra ataques imprevistos. En el caso de las mujeres practicantes, el entrenamiento les enseña a controlar una fuerza mayor que ellas y a moverse deprisa y de la forma adecuada, habilidades que pueden aplicarse de manera práctica y efectiva si en alguna ocasión surge la necesidad de hacerlo. Además, en el mundo moderno nos enfrentamos a una gran variedad de peligros. El tráfico, objetos que caen, terremotos, fuegos y cosas por el estilo son, también, nuestros enemigos. El Aikido también nos ayuda a desarrollar presencia de mente –autodefensa– contra estas amenazas.

El Aikido en la salud mental

Quienes practican Aikido notan, en un momento u otro, y a causa de que los movimientos del Aikido se basan en principios naturales, que el equilibrio entre el cuerpo y la mente se restablece de manera natural. Durante el entrenamiento parece que el estrés desaparece. Las imperfecciones del carácter se eliminan. Se desarrolla una apariencia más brillante, una actitud más positiva. En otras palabras, se adquiere un carácter que es «flexible por fuera y duro como el diamante por dentro». A menudo vemos a personas que se comportan de manera agresiva o que se dejan dirigir por las pasiones, pero es raro encontrar a personas así entre los practicantes de Aikido. Los practicantes de Aikido tienden a tener un carácter alegre y no depresivo. No son tímidos. Con las técnicas del Aikido se aprende a proyectar el poder del *ki* en el cuerpo y en la mente, y eso ayuda a dispersar todo estancamiento interno.

El Aikido en la salud física

En el Aikido, todos los movimientos se basan en patrones de movimiento naturales. Es un método de entrenamiento equilibrado y, por ello, bueno para la salud. En la vida moderna se ha perdido, en gran parte, el uso completo del cuerpo a causa de la dependencia de las máquinas, y esto tiene una incidencia directa en nuestra salud. En el Aikido hay muchos movimientos corporales completos, movimientos que estiran de forma natural los músculos externos e internos y las articulaciones y que nos ayudan a mantenernos flexibles. El entrenamiento en Aikido también estimula el sistema nervioso y favorece una buena circulación sanguínea. Desde el punto de vista de la medicina preventiva, es la mejor clase de ejercicio que se puede hacer.

El Aikido como una educación para toda la vida

Últimamente no es extraño ver a niños y padres entrenando juntos. El Aikido es bueno para todos, tengan la edad que tengan, y es una valiosa forma de educación para toda la vida. Niños, universitarios, adultos: personas de todas las edades se benefician del desarrollo del carácter y de la integración del cuerpo y de la mente. Los niños que empiezan el arte marcial del Aikido se tranquilizan de forma natural y aprenden buena educación. Con los movimientos fundamentales del Aikido, uno aprende a proyectar el *ki* y el poder natural: a proyectarlo hacia fuera en lugar de almacenarlo. No hay nada forzado en los movimientos naturales de Aikido. Es un entrenamiento que ejerce un efecto positivo en el carácter, lo hace más brillante y directo. Las técnicas físicas de Aikido pulen la mente y el cuerpo de la persona.

El Aikido es popular entre la gente joven. Es un Budo tradicional, pero libre de elementos deportivos, y eso lo hace atractivo para muchos jóvenes activos que desean desarrollar toda su persona –ki, mente, cuerpo y poder– como una unidad. El Aikido también ayuda a aliviar parte de la presión y el estrés que experimentan los jóvenes.

En los adultos, el énfasis se pone en mantener la armonía del cuerpo y de la mente, la buena salud y el refinamiento espiritual. En el Aikido siempre intentamos mantenernos centrados en el *seika-tanden* (el centro psico-físico del cuerpo que se encuentra a unos cinco centímetros por debajo del ombligo) y movernos con el *ki*, el cuerpo y la mente unidos. Al tener un centro tan firme es fácil moverse con libertad y flexibilidad. Quienes son flexibles de forma natural externamente y, al mismo tiempo, poseen una fuerte determinación interior son respetados por la sociedad. En Aikido tenemos a muchos practicantes de edad más avanzada. Puesto que el Aikido tiene muchas variaciones y las técnicas pueden adaptarse a las necesidades físicas de cada persona, es un entrenamiento que ayuda a mantener flexibles la mente y el cuerpo. Incluso los practicantes de ochenta años pueden realizar un entrenamiento de Aikido pleno y satisfactorio.

El Aikido en el contexto de la cultura tradicional japonesa

Después de la derrota de Japón en la Segunda Guerra Mundial, gran parte de la cultura tradicional japonesa se abandonó a la loca carrera del desarrollo para llegar a ser una potencia económica mundial. Hoy en día Japón es, efectivamente, una superpotencia mundial, pero gran parte de nuestro espíritu tradicional se ha perdido. Hoy muchos han olvidado los horrores de la guerra y el duro trabajo que supuso el desarrollo económico de Japón. Ahora ha llegado el momento de preservar los mejores elementos de la tradición japonesa.

En el pasado, los japoneses aprendían los valores de las tradiciones venerables, como el respeto, la confianza, la integridad y la determinación. El Aikido surgió de las antiguas artes marciales de Japón, no como un mero pasatiempo, sino como una verdadera manifestación de la cultura tradicional japonesa. El Aikido no es un arte marcial centrado en vencer a un oponente; muchos sienten que el Aikido es un Camino que conduce a la perfección del carácter del ser humano.

El Aikido fomenta las relaciones

Tal como hemos dicho, en Aikido no existen movimientos forzados: todo es natural y armonioso. El Aikido fomenta la buena educación y la integridad, además de que ayuda a desarrollar un carácter flexible y, a la vez, firme. Puesto que el Aikido ilumina a quienes hacen honor a la paz, es, a su vez, respetado por el mundo en general.

El Aikido nunca ha censurado las competiciones organizadas. El Aikido evita todo conflicto y pone énfasis en forjar el cuerpo y la mente. En el marco de un entrenamiento realizado con dedicación, un espíritu de armonía crece y se encuentra una amistad genuina; y donde hay amistad, hay unidad. En Aikido esto es lo que crea relaciones duraderas.

El Aikido es para todos, vivan en la parte del mundo que vivan. El Aikido simboliza la armonía, el amor y la paz. Actualmente se practica Aikido en todos los países del mundo uniendo a las personas: es, verdaderamente, un arte internacional.

LAS CARACTERÍSTICAS ESPECIALES DEL AIKIDO

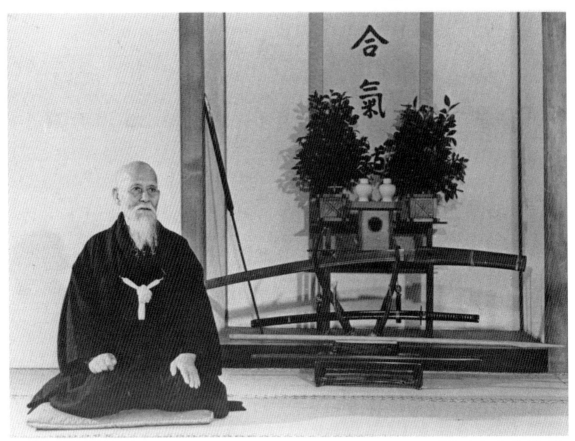

El Fundador, Morihei Ueshiba

¿Qué es el *ki*?

El Aikido es un Budo moderno que fue fundado por Morihei Ueshiba a partir del entrenamiento intensivo que realizó en muchos sistemas de artes marciales tradicionales de Japón. Tal como implica el nombre, «Ai ki do», está basado en el principio del *ki*.

La palabra *ki* se utiliza de diversas maneras: en palabras como *kuki* (aire), *taiki* (atmósfera) y *joki* (vapor), representa fenómenos que no se pueden ver a simple vista. También tenemos palabras como *satsuki* (cruel), *reiki* (espiritual), *seiki* (vitalidad), *kakki* (vigor) y *haki* (ambición), que describen estados que no pueden ser percibidos físicamente. También en el pensamiento chino la teoría del *ki* (*ch'i*) ha tenido un papel central. Enami enseñó: «*ki* es la plenitud de la existencia». Incluso si retrocedemos más, en la antigua filosofía de la India, el *ki* era llamado *prana*, la materia básica de la vida del universo que también anima la existencia individual.

En pocas palabras, *ki* es la fuerza vital que impregna la existencia y es la fuente de toda energía.

Ki, mente y cuerpo como una unidad

El Fundador, Morihei Ueshiba, que investigó el concepto de *aiki* (armonización del *ki*) en profundidad, explicó el *ki* de la siguiente manera: «ki es la energía vital del universo, y el sutil funcionamiento del *ki* anima los cinco sentidos. Si empleáis esta fuerza con el cuerpo y la mente unidos, podréis moveros con toda la libertad que deseéis».

¿Cómo podemos usar el sutil funcionamiento del *ki*? En primer lugar debemos aprender a emplear el poder de la respiración (*kokyu-ryoku*). En Aikido, el *ki* se actualiza a través del poder de la respiración. Tal como he mencionado antes, la palabra filosófica india *prana* significa "aliento". Fue la comprensión de esta verdad eterna –la naturaleza del aliento universal– lo que condujo a la iluminación de Morihei, el Fundador.

El Fundador se dio cuenta de que era necesario unificar mente, cuerpo y *ki*. A partir de esa integración individual, uno debía unirse al universo como un todo y manifestar el tremendo poder de la fuerza de la vida. En última instancia, esa armonización entre *ki*, cuerpo y mente daría como resultado la verdadera iluminación. Éste es el objetivo del Aikido.

Evitar el conflicto, no luchar

Si *ki*, mente y cuerpo están unidos, el universo aparece en su verdadera forma, y todo aquello que actúa de forma contraria a los principios naturales se percibe de inmediato; en este mundo nuestro, no hay forma de derrotar a las verdades universales. Con esta conciencia de armonía con el universo no hay forma de perder. Es un estado invencible del ser que se obtiene ganando sin luchar.

El principio de ganar sin luchar libera al Aikido de las limitaciones de los torneos y los combates. Desde sus principios, el Aikido no se preocupa de la victoria ni de la derrota, ni de la gloria ni de la decepción de las competiciones. El Aikido no es un deporte que genere ganadores y perdedores: es un Budo para forjar el cuerpo y la mente, un camino puro.

Patrones universales de movimiento

En el entrenamiento de Aikido, el objetivo principal consiste en armonizarse con los patrones universales de movimiento y, naturalmente, es en eso en lo que nos centramos en primer lugar. El Aikido tiene dos formas básicas de movimiento: *irimi* (entrada) y *sabaki* (giro). *Irimi* es entrar directamente en línea recta mientras se mantiene la posibilidad de realizar un movimiento en espiral, hacia un lado del ataque. *Sabaki* es el principio de circularidad: movimientos que giran y atacan.

Se cree que nuestra galaxia empezó a existir hace miles de millones de años a partir de una gran explosión que dio nacimiento a innumerables estrellas que giraban imparablemente a velocidades tremendas. Nuestro sol es una de esas estrellas. Nuestro planeta gira alrededor del sol. Desde luego, el universo está continuamente girando y rotando. De la misma manera, en Aikido, entramos, giramos en espiral y rotamos emulando estos patrones universales.

Técnicas que abrazan la armonía

En los movimientos de Aikido, la armonía es lo más importante. Por consiguiente, siguiendo los principios naturales, los movimientos fluyen sin impedimento. Los movimientos deben fluir con libertad y, por tanto, sin estancarse. Cuando se practican movimientos libres y fluidos con naturalidad, la armonía entre la mente y el cuerpo se restablece con un jubiloso sentimiento de plenitud.

Puesto que el Aikido es un Budo, debemos controlar a los oponentes al instante, de forma firme y segura, pero la mejor manera de hacerlo es utilizar la fuerza del ataque a nuestro favor, utilizando nuestros movimientos para neutralizar un acto agresivo de forma flexible. Cuanta más flexibilidad empleemos, más efectiva será la técnica. Así, en las técnicas de Aikido, una mente y cuerpo maleables y flexibles son esenciales.

En las técnicas de Aikido evitamos toda confrontación directa con una fuerza de ataque, y ésta es la característica especial de nuestro arte. De una buena técnica nacen variaciones ilimitadas. Éste es el motivo por el cual se anima a los practicantes a tener una mente abierta y un amplio abanico de experiencias.

La búsqueda de la perfección humana

La mayoría de personas ven el Aikido como un método para alcanzar la perfección espiritual. En verdad, la práctica del Aikido ayuda a aliviar el estrés y puede servir como una especie de psicoterapia, pero ver el Aikido como un camino puramente espiritual no es suficiente. Lo ideal, en Aikido, es unir *ki*, mente y cuerpo. Primero se aprende a unir el cuerpo con los patrones universales de la naturaleza, luego se aprende a unir la mente con las verdades del universo y, finalmente, el practicante aprende a integrar cuerpo, mente, *ki* e universo como un todo.

De esta manera, en Aikido se armonizan los aspectos físico y espiritual de la vida. Es por ello por lo que en Aikido hay técnicas físicas que favorecen al cuerpo y técnicas mentales que desarrollan la mente. El Aikido es un camino para cultivar a los seres humanos, una vía para los buscadores de la verdad. Por encima de todo, debemos entrenar en la sala de entrenamiento y practicar en la vida diaria: practicar Aikido desde la mañana hasta la noche.

Fundamentos técnicos

Para dominar las diversas técnicas del Aikido es necesario tener un conocimiento completo de algunas técnicas fundamentales. El dominio de estas técnicas fundamentales permite avanzar. Los elementos iniciales que uno debe aprender son la posición en Aikido y el movimiento en Aikido. El movimiento en Aikido tiene dos aspectos: *irimi* (entrada) y *sabaki* (giro). Además hay que tener en cuenta el adecuado *ma-ai* (distancia de combate) y el uso correcto de *te-gatana* (mano-espada), que es muy importante para la proyección del poder de la respiración en Aikido. Vamos a observar con mayor detenimiento cada una de estas técnicas fundamentales.

La posición (*kamae*)

En Aikido adoptamos una posición *hanmi* (medio cuerpo). Si colocamos el pie izquierdo delante, se llama posición *hidari-hanmi*; si es el pie derecho el que está delante, se llama posición *migi-hanmi*. Todos los movimientos, en Aikido, empiezan y terminan en una posición *hanmi*, y siempre nos enfrentamos al compañero en *hanmi*.

Tanto si la posición es hacia la derecha o hacia la izquierda, el centro de equilibrio se mantiene entre los dos pies, lo cual permite mover con libertad las caderas y las rodillas. En posición *hanmi* es relativamente fácil evitar una estocada lanzada desde delante y moverse libremente hacia delante, hacia atrás, hacia la derecha o hacia la izquierda. Además, en una buena posición *hanmi* es posible evitar ataques simultáneos provinentes de distintas direcciones. También se puede pasar libremente de la defensa al ataque y del ataque a la defensa.

Siempre que nos desplazamos, lo hacemos con un paso deslizante. En Aikido existen varios movimientos y siempre se realizan dando un paso deslizante. No hay que entrar con una rodilla doblada, sino que hay que emplear todo el cuerpo para moverse. Tanto el que ataca como el que se defiende deben moverse con la posición *hanmi*, y mantenerla.

Irimi

Irimi y *sabaki* son los dos pilares del Aikido. Cuando el compañero ataca con un golpe directo desde delante, hay que deslizarse a un lado de la fuerza de ataque y entrar en profundidad en su ángulo muerto. Esto es *irimi*. Un *irimi* correcto hará que el ataque del oponente sea ineficaz.

Esta manera de entrar por un lado del ataque con un paso deslizante y colocarse en el ángulo muerto del atacante se llama "un paso *irimi*". Cuando se domina este movimiento, puede emplearse con eficacia contra todos los ataques, con armas o sin armas. Contra un buen *irimi*, uno que entre completamente, el oponente no puede hacer nada. Ésta es una característica especial de las técnicas de Aikido.

Al entrar en el punto muerto del oponente no hay que girar las caderas. Es necesario mantener las caderas y todo el cuerpo centrado, la mente tranquila y moverse flexiblemente con un paso *irimi*.

Sabaki

Normalmente, en Aikido, entramos para evitar un ataque y luego empleamos giros de todo el cuerpo para tomar al atacante bajo control. Estos giros son esféricos y muy poderosos. Es importante mantener un centro de estabilidad durante estos giros para atraer al compañero a la propia esfera. De esta manera se rompe la postura del atacante y se lo derriba sin problema. Dado que él se encuentra en la esfera de movimiento del que se defiende, no puede derribarlo.

Estos movimientos circulares están basados en patrones universales. A un nivel cósmico, todo nuestro sistema solar gira alrededor de nuestro sol; a nivel microcósmico, las distintas partes de un átomo giran alrededor de un núcleo. Todas estas cosas –el sol, la tierra, las partículas atómicas– son entidades físicas que rotan y giran en armonía. Éste es un patrón universal.

Los movimientos en Aikido no son diferentes, y a esto lo llamamos el principio del movimiento circular. El movimiento circular tiene otro aspecto importante. Cuando miramos la parte superior de un objeto en rotación, vemos que el centro parece estar quieto. La parte exterior gira con rapidez, pero el centro es estable. En Aikido, llamamos a este centro en calma *sumikiri*.

Irimi tiene la apariencia de ser un movimiento directo, pero en realidad es esférico y conduce a los movimientos giratorios *sabaki*. Éste es uno de los secretos ocultos en el principio de circularidad.

Ma-ai

La distancia física que existe entre usted y su compañero se conoce como "*ma*" y la tensión de combate entre ambos se llama "*ma-ai*". Un *ma-ai* adecuado y vital facilita el ataque por parte de su compañero y la defensa por su parte (y viceversa). No se trata simplemente de tomar una distancia determinada. Las distintas relaciones que se establecen entre usted y su compañero –posición, distancia, dirección (arriba, abajo, derecha e izquierda)– deben tenerse en cuenta. El *ma-ai* y la técnica aplicada en Aikido también dependen de cómo va armado el compañero: manos, cuchillo, espada, bastón o vara larga, etc. Si uno tiene un buen *me-tsuque* (concentración), un ataque puede ser rechazado inmediatamente. Los seres humanos indican con los ojos el movimiento que van a realizar. Emplee el *me-tsuque* para leer las intenciones de su compañero y adopte el *ma-ai* adecuado.

Te-gatana (mano-espada)

En Aikido ponemos un gran énfasis en el desarrollo de la fuerza vital y en la proyección del poder de la respiración. La concentración del poder físico, mental y espiritual en el *seika-tanden* se llama *kokyu-ryoku*, poder de la respiración, en Aikido. El *kokyu-ryoku* genera una energía ilimitada. En Aikido, el poder de la respiración se manifiesta en muchas técnicas distintas, y hay una serie de ejercicios específica para entrenarse en el poder de la respiración.

En Aikido, el poder de la respiración se manifiesta de forma más efectiva en las manos-espada. Emplear las manos-espada de forma efectiva y dinámica en distintas técnicas es esencial en Aikido. La mano-espada es un arma simple, pero si se emplea con la fuerza de la respiración, es una fuerza muy potente. En Aikido, la mano-espada se emplea de muchas maneras: para golpear, tirar una estocada, girar, bloquear, recibir, torcer, tirar, y controlar entre otras.

En Aikido decimos: «Haz un círculo con las manos y fluye como el agua». Emplee las manos-espada para moverse flexible, armoniosa y naturalmente con movimientos ágiles, rápidos y atinados.

Técnicas *omote* (delante) y *ura* (detrás)

Las técnicas de Aikido se basan en los movimientos naturales, y la naturaleza descansa sobre los principios *yin* y *yang*: los polos positivo y negativo. En Aikido, llamamos *omote* a los movimientos por delante, y *ura* a los movimientos por detrás. Las técnicas de inmovilización y las técnicas de proyección tienen movimientos *omote* y *ura*.

Técnicas *omote*

Estas técnicas se caracterizan por movimientos de entrada, es decir, entrar en el ángulo muerto del oponente para controlarlo. En realidad, los movimientos son circulares, pero tienen un fuerte elemento de entrada directa.

Técnicas *ura*

En ellas se gira dibujando un amplio movimiento circular para controlar al oponente. Se rota alrededor de un centro estable, se atrae al oponente a la esfera de uno y se rompe su postura para controlarlo. Se basa en el principio de circularidad.

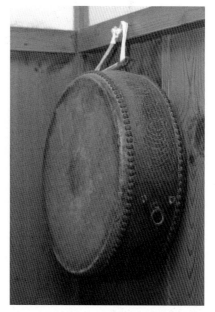

El tambor que se utiliza en el *dojo* del Fundador, en Iwama.

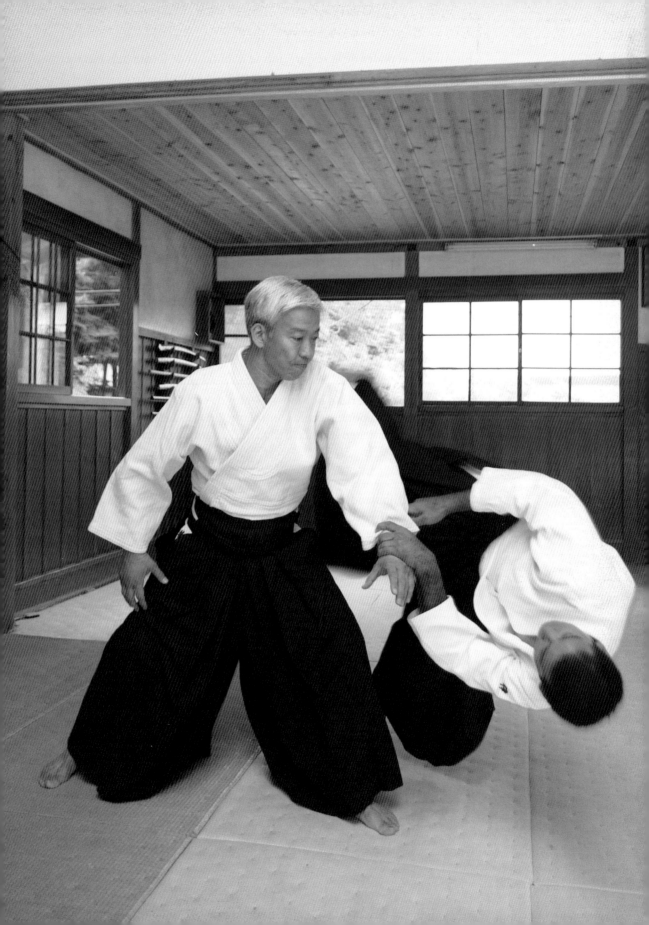

CAPÍTULO 2

Adquirir habilidad
en los aspectos fundamentales

DURANTE EL ENTRENAMIENTO, USTED Y SU COMPAÑERO DEBEN ADOPTAR UNA POSICIÓN *HANMI* CORRECTA

Mantenga los pies rectos y el cuerpo centrado entre el pie de delante y el pie de detrás.

En la posición de Aikido, el *ki*, la mente y el cuerpo deben estar unidos. Enfréntese a su compañero siempre en posición *hanmi*. Cuando el pie izquierdo se encuentra delante, la posición se llama *hidari-hanmi*; cuando el pie derecho se encuentra delante, la posición se llama *migi-hanmi*. La distancia de los pies debe ser aproximada a la amplitud de los hombros: si los pies están demasiado separados, moverse rápidamente resulta difícil.

SHOMEN

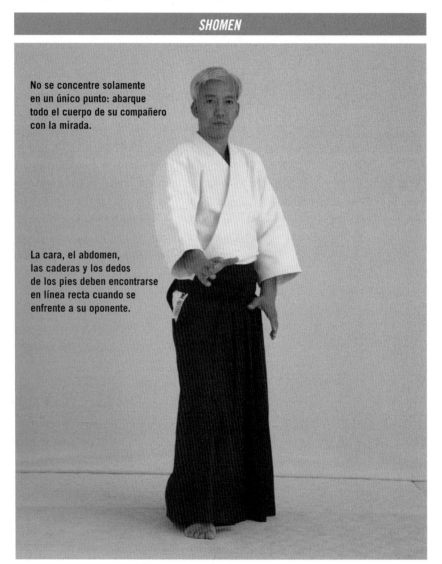

No se concentre solamente en un único punto: abarque todo el cuerpo de su compañero con la mirada.

La cara, el abdomen, las caderas y los dedos de los pies deben encontrarse en línea recta cuando se enfrente a su oponente.

Los pies forman un ángulo recto.

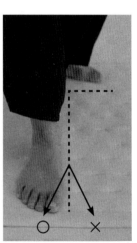

El pie derecho debe estar recto o ligeramente abierto hacia fuera. Nunca debe estar girado hacia dentro.

NOTA: Durante la práctica de las técnicas de Aikido, la posición *hanmi* es importante para ambos contrincantes, desde el principio y hasta el final. Una técnica de proyección, por ejemplo, siempre termina en *hanmi*.

Vista lateral

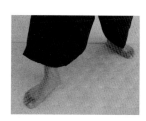

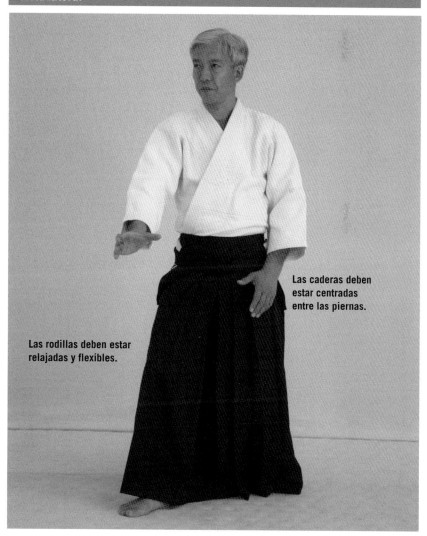

Las caderas deben estar centradas entre las piernas.

Las rodillas deben estar relajadas y flexibles.

AL ENFRENTARSE A UN COMPAÑERO ES POSIBLE ADOPTAR TANTO UNA POSICIÓN *AI-HANMI* COMO UNA POSICIÓN *GYAKU-HANMI*

Hanmi es la base de todo movimiento.

Al enfrentarse a un compañero se puede adoptar tanto una posición *ai-hanmi* como una posición *gyaku-hanmi*. Cuando los compañeros tienen el pie opuesto delante, es *gyaku-hanmi*; cuando ambos tienen el mismo pie delante, es *ai-hanmi*. La posición *hanmi* facilita el ataque y la defensa, el cambio de dirección y el manejar múltiples ataques. Adoptar una posición correcta es el primer paso en el entrenamiento de Aikido.

Gyaku-hanmi

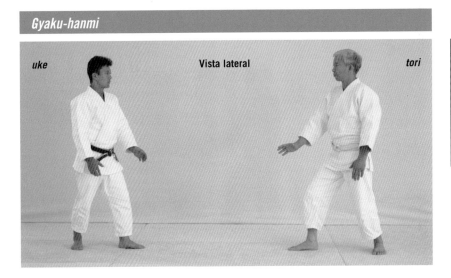

uke   Vista lateral   tori

Aquí, el *tori* tiene el pie derecho delante; el *uke* tiene el pie izquierdo delante. Esto se llama *migi-gyaku-hanmi*. Si el *tori* tuviera el pie izquierdo delante, y el *uke* el pie derecho, entonces se llamaría *hidari-gyaku-hanmi*.

El *tori* tiene el pie derecho delante en una posición *hanmi*; el *uke* tiene el pie izquierdo delante. Ésta es una posición *migi-gyaku-hanmi*.

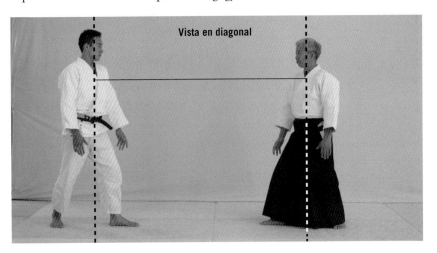

Vista en diagonal

Ambos compañeros están bien centrados el uno con el otro y se encuentran de frente. Una buena posición como ésta permite una adecuada ejecución de las técnicas; a pesar de ello, si usted y su compañero no están bien sincronizados, no pueden realizar la práctica correctamente.

Ambos compañeros tienen el mismo pie delante en *hanmi*. En este caso es el pie derecho, así que se llama *migi-ai-hanmi*. La colocación contraria, con el pie izquierdo delante, es *hidari-ai-hanmi*.

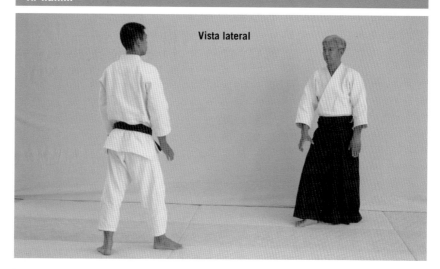

Vista lateral

Tanto el *tori* como el *uke* tienen el pie derecho delante. Ésta es la posición *migi-ai-hanmi*.

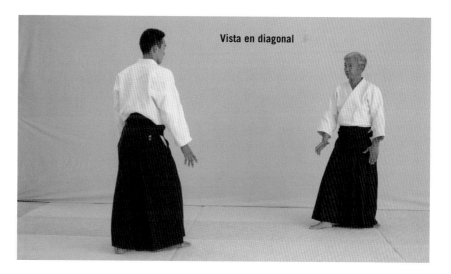

Vista en diagonal

Vocabulario

Tori es el compañero que aplica la técnica; *uke* es quien recibe la técnica. En este libro se muestran solamente las técnicas aplicadas por uno de ellos, pero en el entrenamiento real las técnicas siempre las aplican ambos.

CAÍDAS DE ESPALDAS
En todas las caídas mantenga la barbilla recogida
y ruede circularmente

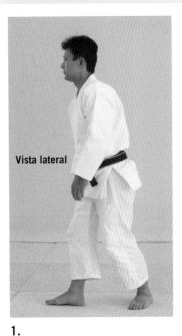

Vista lateral

1.

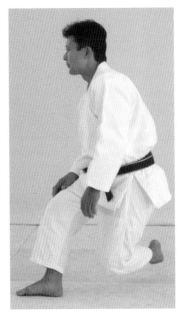

2.

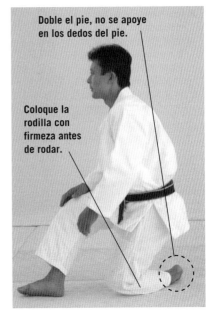

Doble el pie, no se apoye
en los dedos del pie.

Coloque la
rodilla con
firmeza antes
de rodar.

3: Deje caer una rodilla sobre
la colchoneta.

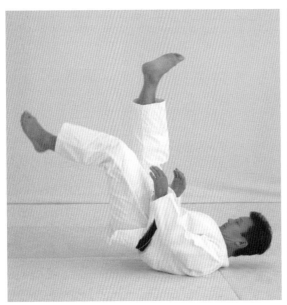

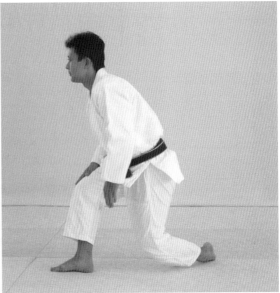

6-8: Ruede hacia atrás deprisa. Prepárese a moverse en cuanto vuelva a estar de pie.

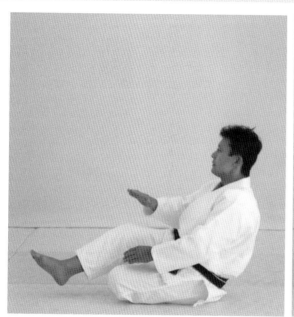

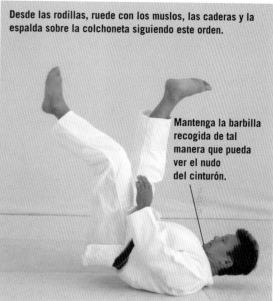

Desde las rodillas, ruede con los muslos, las caderas y la espalda sobre la colchoneta siguiendo este orden.

Mantenga la barbilla recogida de tal manera que pueda ver el nudo del cinturón.

4-5: Después de la rodilla, siga con los muslos, las caderas y la espalda.

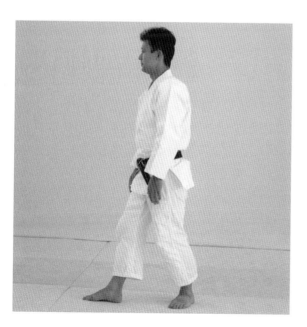

Desde las rodillas a la espalda, ruede siguiendo el orden correcto.

Las caídas, *ukemi*, sirven para proteger el cuerpo al ser lanzado o derribado. Caiga siempre con suavidad y circularmente siguiendo la dirección de la proyección o de la sujeción, siguiendo esa fuerza, pero luego vuelva a ponerse en pie, preparado para moverse. La caída que se ilustra aquí es la caída clásica.

CAÍDAS DE ESPALDAS

Caída de espaldas vista desde detrás

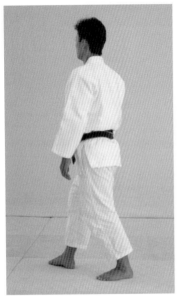 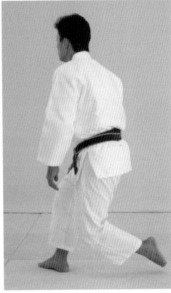 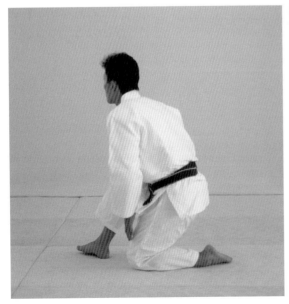

1-2: Doble la pierna de detrás para iniciar la caída.

3: Coloque la rodilla de detrás sobre la colchoneta.

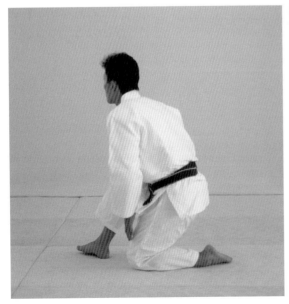 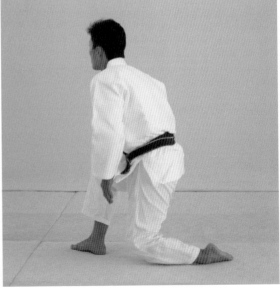

6-7: Realice un movimiento de balancín para ponerse en pie, preparado para moverse.

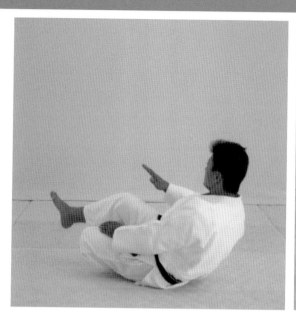

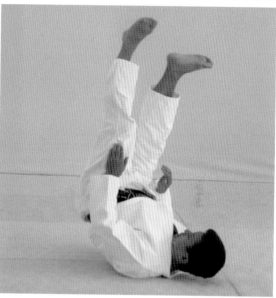

4-5: Deje caer los muslos, las caderas y la espalda en la colchoneta; mantenga la barbilla recogida al caer.

NOTA: En los movimientos 1-4, deje caer el cuerpo siguiendo el orden adecuado. Si cae deprisa, es posible que se golpee la cabeza, y eso es muy peligroso.

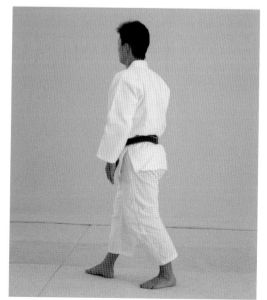

8

CAÍDA DE ESPALDAS COMPLETA
La rodilla izquierda pasa por encima del hombro derecho en una vuelta completa

Vista lateral

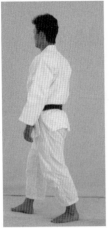 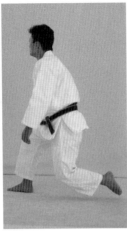 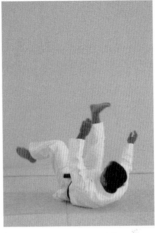 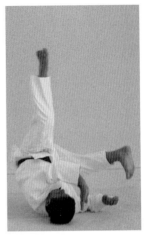

1-2: Doble la rodilla de delante para bajar el cuerpo.

No se lance hacia atrás de forma brusca: coloque la rodilla en la colchoneta para caer. Esta caída es muy peligrosa para los principiantes, así que apréndala despacio y de la forma correcta.

3: Después de la rodilla, eleve los muslos y las caderas.

4: La espalda y el hombro tocan la colchoneta. Ruede hacia atrás con la cadera izquierda por encima de la espalda y del hombro derecho.

Doble la rodilla de delante para bajar el cuerpo y ruede por el suelo con todo el cuerpo.

Ésta es una caída hacia atrás completa.
Aspectos a tener en cuenta:
(1) Doble la rodilla para bajar el cuerpo y ruede por el suelo con todo el cuerpo.
(2) No ruede en línea recta, ruede en diagonal sobre el hombro y el brazo.
(3) Ruede dibujando un círculo estableciendo contacto con la colchoneta con suavidad y con todo el cuerpo.

NOTA: Ruede en diagonal sobre el hombro derecho y utilizando el brazo izquierdo. Si rueda en línea recta por encima de la cabeza es fácil que se lastime el cuello.

Vista desde detrás

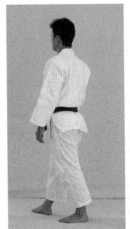 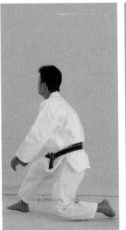 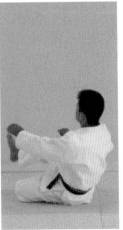

1   **2**   **3**

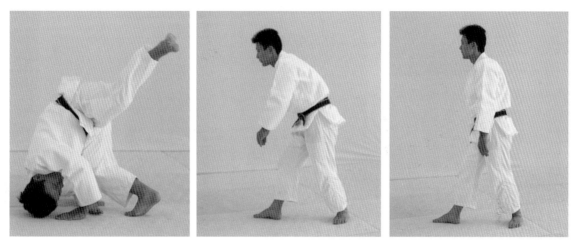

5-7: Después de dar la vuelta completa, póngase en pie, preparado para moverse.

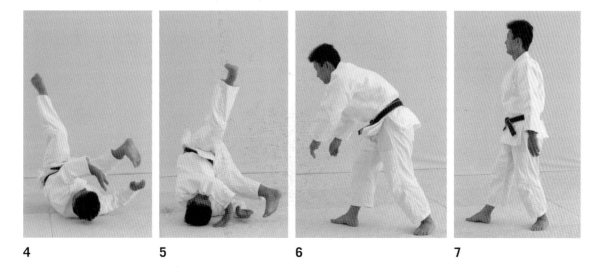

4   5   6   7

CAÍDAS HACIA DELANTE
Coloque los dedos de los pies hacia delante y ruede

Vista lateral

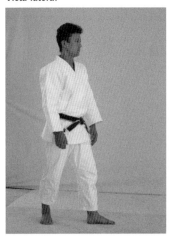 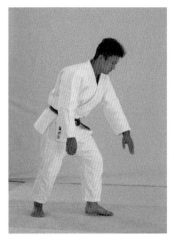 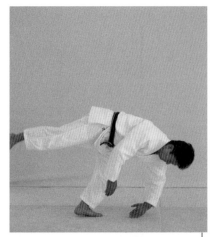

1: Doble ligeramente la rodilla de delante y baje el cuerpo.

2: Doble las dos rodillas y baje la mano de delante.

3: Coloque el brazo de delante en la dirección que desee rodar.

NOTA: Coloque la mano de delante en la dirección que desee rodar, con los dedos ligeramente extendidos. Mantenga el brazo curvado con suavidad: éste debe ser una ayuda, y no un obstáculo, para rodar.

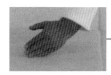

Ruede ligeramente en diagonal.

Ruede hacia delante con suavidad y levántese, listo para moverse.

Si no extiende la mano y los dedos en la dirección en que desea rodar, éstos actuarán como un freno y no podrá rodar bien.

Ruede en diagonal sobre los hombros y las caderas, y emplee la rodilla de delante para ponerse en pie.

Ruede sobre el hombro izquierdo, la cadera derecha y la rodilla derecha.

Vista de frente

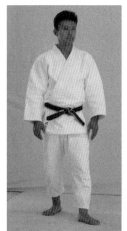 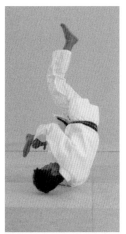

1   2   3

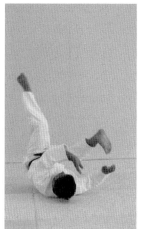 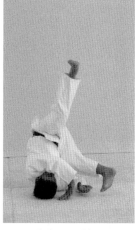

4-5: Ruede sobre la parte superior de la espalda y luego sobre las caderas.

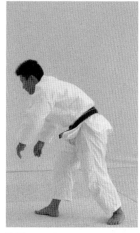 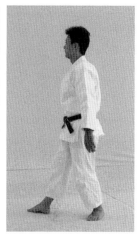

6-7: Ruede por completo hasta ponerse en pie, listo para moverse.

No es necesario que los principiantes aprendan esta caída estando de pie. Pueden empezar a rodar estando sentados.

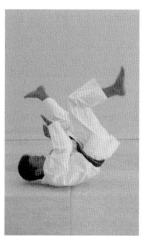 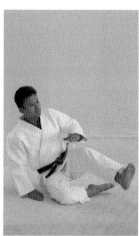 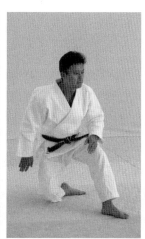 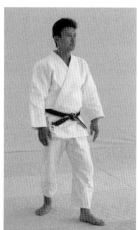

4   5   6   7

CAÍDAS DURANTE LA PRÁCTICA
Utilizar las caídas que ha aprendido en situaciones reales

La caída hacia atrás en *katate-dori shiho-nage*

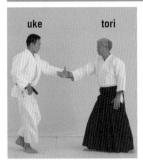
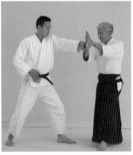
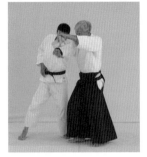
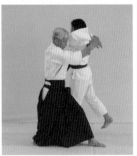

1-2: Cuando el *uke* agarra la muñeca derecha del *tori*, el *tori* entra hacia el lado del *uke*.

3-4: El *tori* levanta las manos-espada y gira.

La caída hacia atrás en *irimi-nage*

| El *uke* se mueve en *hanmi* siguiendo la dirección del *tori*. | No empuje el cuello del *uke* demasiado, ni entre demasiado. |

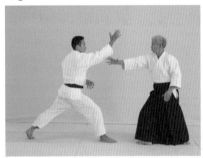
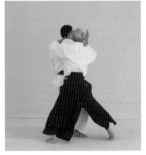
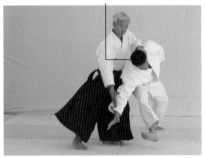

1-2: En cuanto el *uke* levanta la mano-espada, el *tori* la emplea para controlarlo, entra hacia su lado y lo agarra por el cuello.

3: El *tori* gira mientras bloquea el brazo del *uke* y le guía alrededor de él.

Caída hacia delante en *katate-dori kokyu-nage*

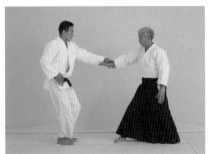
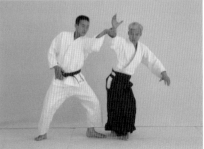

En las fotografías 2 y 3, el *uke* sigue los movimientos del *tori* mientras le sujeta con firmeza la muñeca; si el *uke* la suelta, la técnica termina. El *uke* debe armonizarse siguiendo los movimientos de la mano-espada del *tori* y apartar el pie de detrás para evitar lastimarse.

1-2: En cuanto el *uke* agarra la muñeca de delante del *tori*, el *tori* entra hacia el lado del *uke*.

Las caídas realizadas con un compañero son básicamente iguales a las que ha practicado usted solo.

Las caídas que hemos mostrado en las páginas anteriores se realizaron de forma individual, pero aquí mostramos cómo ejecutarlas con un compañero. En la práctica real: siga hasta el final, no detenga el movimiento, para que a su compañero le resulte difícil aplicar la técnica. En las caídas hacia atrás, ruede de forma natural y con suavidad con las rodillas, los muslos, las caderas y la espalda; en las caídas hacia delante, emplee las manos, los brazos y los hombros para rodar de forma adecuada.

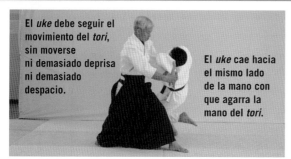

El *uke* debe seguir el movimiento del *tori*, sin moverse ni demasiado deprisa ni demasiado despacio.

El *uke* cae hacia el mismo lado de la mano con que agarra la mano del *tori*.

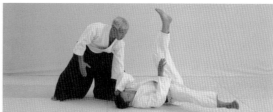

En esta técnica, el *tori* agarra con firmeza el brazo del *uke*; si lo soltara, el *uke* podría hacerse daño.

5-6: El *tori* bloquea la muñeca del *uke* y lo proyecta.

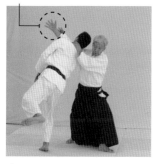

El *uke* debe rotar sobre el pie y no perder contacto con el *tori*.

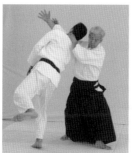

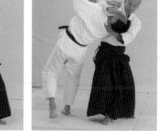

El *uke* debe caer hacia atrás con naturalidad y debería tocar el suelo siguiendo el orden de rodillas, muslos, caderas y espalda.

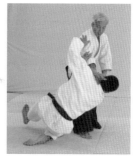

4: El *tori* levanta el brazo.

5-7: El *tori* entra y bloquea con el brazo, provocando la caída.

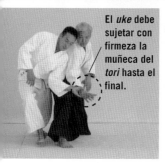

El *uke* debe sujetar con firmeza la muñeca del *tori* hasta el final.

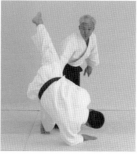

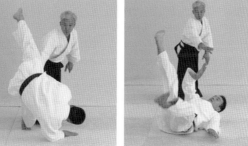

3-6: Mientras gira, el *tori* debe emplear la mano-espada para proyectar al *uke* hacia delante.

El *uke* debe rodar de forma natural entrando suavemente en contacto con la colchoneta siguiendo el orden de mano, brazo, hombro, espalda y caderas.

CAÍDAS PARA LAS TÉCNICAS DE INMOVILIZACIÓN
Emplee las rodillas para realizar una buena caída

El *tori* controla flexiblemente el codo y el hombro del *uke*; el *uke* no debe resistirse excesivamente.

Caída para las técnicas de inmovilización (*omote*)

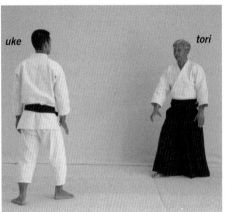
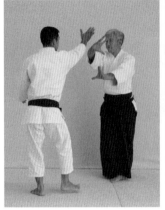
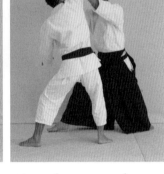

1

En las técnicas de inmovilización es esencial no tensar el cuerpo ni resistirse a la técnica. Si está tenso puede hacerse daño. Mantenga el cuerpo flexible y relajado, y tome la caída con todo el cuerpo.

2-3: El *tori* controla el brazo atacante con la mano-espada, sujeta el codo del *uke* y entra por delante.

El *uke* debe permanecer centrado mientras se armoniza con los movimientos del *tori*.

Caída para las técnicas de inmovilización (*ura*)

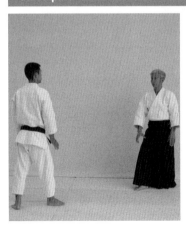
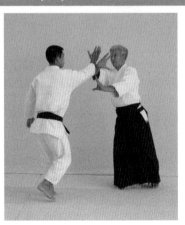
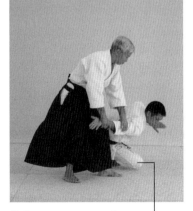

1

2: El *uke* mantiene la parte superior del cuerpo relajada mientras el *tori* le controla el brazo con la mano-espada y agarrándole el codo.

3-4: Mientras gira, el *tori* corta el brazo del *uke*.

Mantenga las rodillas flexibles. No gire las caderas; siga el movimiento de giro, adáptese a él y déjese caer al suelo de forma natural.

Emplee la mano de delante para controlar la caída, y no tense el cuerpo.

En las técnicas de inmovilización, el *uke* acaba boca abajo sobre la colchoneta. La clave está en caer sobre las manos y las rodillas. Cuando esté sobre la colchoneta no tense el cuerpo ni intente evitar la inmovilización; siga los movimientos de inmovilizacion del *tori*.

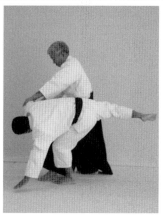 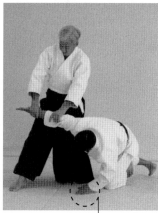

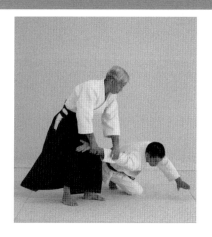

4-5: El *tori* corta el brazo del *uke* hacia abajo y se desplaza hacia delante.

6: El *tori* inmoviliza al *uke* en la colchoneta.

El *uke* se apoya en la mano de delante para caer sobre la colchoneta.

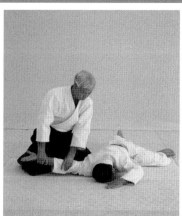 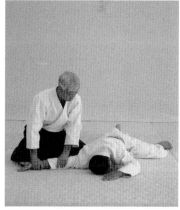

5-6: El *uke* queda inmovilizado boca abajo en la colchoneta.

Como se ve en las fotos 3-4, el *uke* debería mantener el centro de gravedad bajo y dejarse caer con las rodillas y las manos (al revés también estaría bien) al suelo.

MANTENGA *HANMI* Y MUÉVASE CON LA PARTE SUPERIOR E INFERIOR DEL CUERPO COMO SI FUERAN UNA SOLA PIEZA

Desplácese hacia delante de rodillas mientras gira las caderas. Mantenga los pies juntos y camine siempre sobre los dedos de los pies.

NOTA: El ángulo que formen las rodillas debe ser inferior a 90 grados.

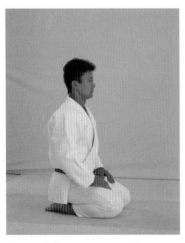

1: Desde la postura sentada

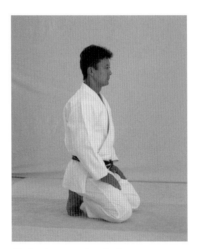

2: Apóyese en los dedos de los pies.

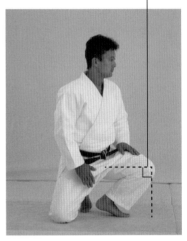

3: Camine sobre los dedos de los pies, moviéndose hacia la derecha y la izquierda.

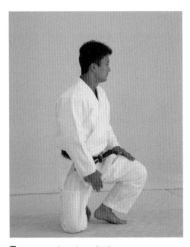

7: Gire sobre los dedos de los pies.

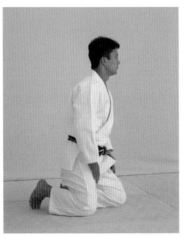

8: Mantenga el centro de gravedad bajo y desplácese hacia delante.

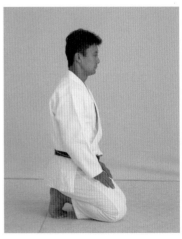

9: Apóyese sobre los dedos de los pies, con los pies juntos.

Gire con las rodillas y desplácese de rodillas hacia delante.

Shikko, «caminar de rodillas», se utiliza en las muchas técnicas en postura sentada de Aikido y es uno de sus aspectos más importantes. Camine de rodillas apoyando los dedos de los pies en el suelo para desplazarse hacia delante o hacia atrás, o para realizar giros, sin modificar la postura. Guarde un buen equilibrio entre las rodillas y las caderas, mantenga las manos y la parte superior del cuerpo rectas, así como la postura adecuada todo el tiempo.

NOTA: Mantenga el centro de gravedad bajo mientras se desplaza, así será sencillo moverse de un lado a otro y girar con suavidad.

Si se mueve con la parte superior del cuerpo demasiado inclinada hacia delante, eso dificultará los giros de cadera.

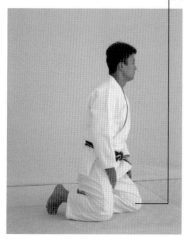

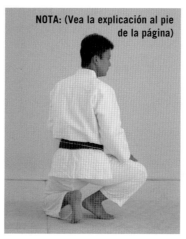

NOTA: (Vea la explicación al pie de la página)

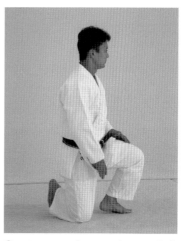

4: Mantenga el centro de gravedad bajo mientras camina sobre los dedos de los pies.

5: Gire las caderas empleando la rodilla de delante como eje.

6: Mantenga el centro de gravedad bajo.

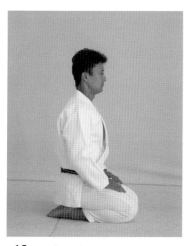

10: Vuelva a la posición *seiza.*

NOTA: Tal como se ilustra en las fotos 3-5, mueva a la vez las partes superior e inferior del cuerpo cuando gire de un lado a otro para desplazarse sobre las rodillas. No mueva los brazos ni gire el cuerpo porque eso le haría perder el equilibrio.

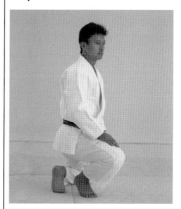

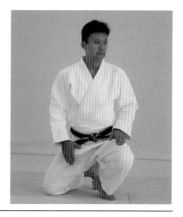

EMPLEE LAS MANOS-ESPADA PARA PROYECTAR EL PODER DE LA RESPIRACIÓN

La mano-espada

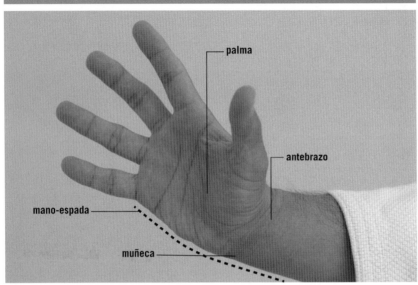

palma

antebrazo

mano-espada

muñeca

La mano-espada no consiste solamente en la mano: la palma, la muñeca y el antebrazo forman parte de ella. Igualmente, la fuerza no se genera solamente con el brazo, sino con todo el cuerpo, y se proyecta a través de la mano-espada.

Los diferentes aspectos de una mano-espada

Emplee la mano-espada como arma para bloquear, parar y demás: en Aikido usamos el poder de la respiración para controlar a un oponente y proyectamos ese poder a través de la mano-espada. La mano-espada se puede emplear de muchas maneras: para golpear, para lanzar una estocada, para bloquear, para parar, para torcer, para atraer, para aguantar, etc. En la aplicación de las técnicas se emplea la mano-espada para romper la postura del *uke* y controlarlo. Éstas son algunas de las maneras en que se usa la mano-espada:

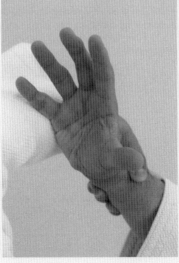

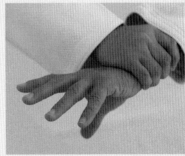

Empujar hacia un lado (por ejemplo, en *uchi-kaiten-nage, ten-chi-nage)*

Extender hacia arriba (por ejemplo, en *ten-chi-nage)*

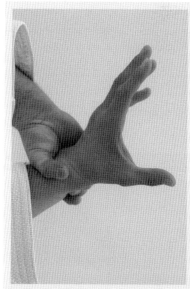 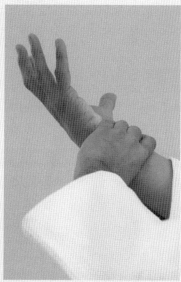 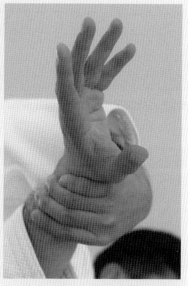

Desde dentro (por ejemplo, en *uchi-kaiten-nage*)

Cortar hacia abajo (por ejemplo, en *kokyu-ho*)

Desde un lado (por ejemplo, en *soto-kaiten-nage*)

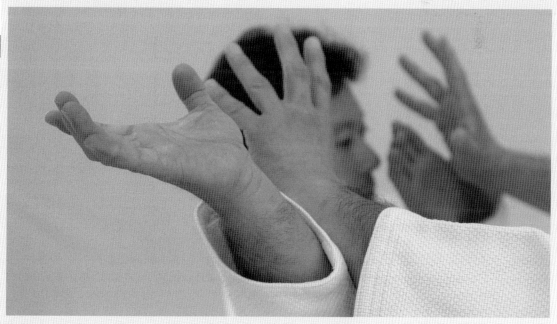

Controlar un ataque *yokomen-uchi* (por ejemplo, en *yokomen-uchi dai-ikkyo ura*, ver páginas 134-135)

TE-GATANA

Utilización de la mano-espada en los giros de cuerpo

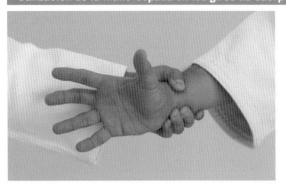

1: El *uke* agarra la muñeca del *tori* de esta forma.

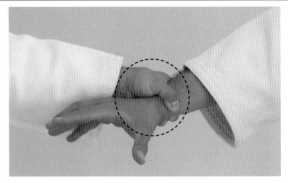

2: No empuje ni tire de esta sección.

Utilización de la mano-espada para romper el agarre de su compañero 1

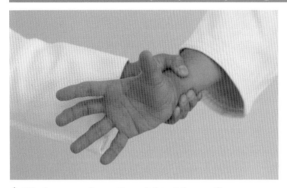

1: El *uke* agarra la muñeca del *tori* de esta forma.

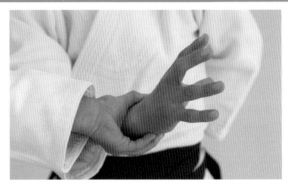

2: Mientras mantiene el brazo cerca del cuerpo, gire el codo hacia dentro y empiece a soltarse del agarre.

Utilización de la mano-espada para romper el agarre de su compañero 2

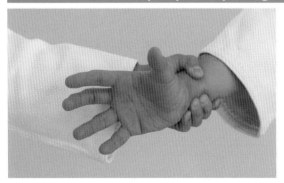

1: El *uke* agarra la muñeca del *tori* de esta forma.

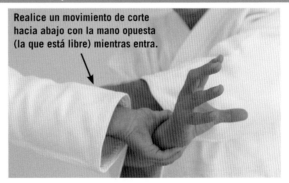

Realice un movimiento de corte hacia abajo con la mano opuesta (la que está libre) mientras entra.

2: Deslice el brazo opuesto debajo del de él en un movimiento de corte mientras entra.

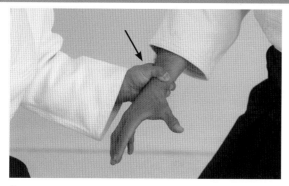 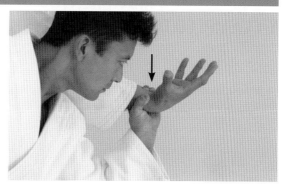

3: Entre y gire sin dejar de mantener el centro de gravedad.

4: Mientras entra y gira, emplee la mano-espada para romper la postura del *uke*.

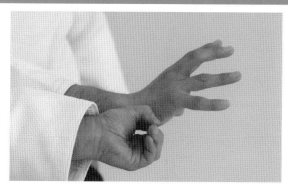

3: Gire la mano-espada en el espacio entre los cuatro dedos y el pulgar de él y suéltese.

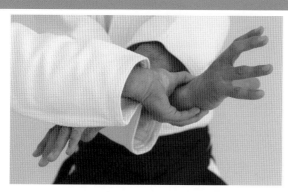 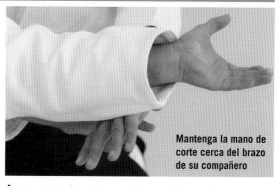

3: Suéltese del agarre girando la mano-espada en el espacio entre los cuatro dedos y el pulgar de él y presionando hacia fuera con la mano contraria. Cuando se haya soltado, mantenga la mano opuesta en el brazo de él.

Mantenga la mano de corte cerca del brazo de su compañero

4: Mantenga la mano opuesta en el brazo de su compañero. Emplee las dos manos-espada en esta técnica.

ARMONICE LOS MOVIMIENTOS DE ENTRADA
Y EL EMPLEO DE LAS MANOS-ESPADA

Entrada por el lado 1

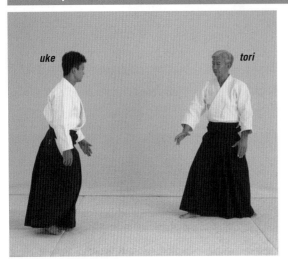

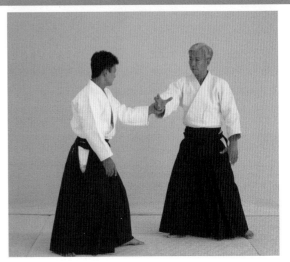

1: Los compañeros están en posición *migi-hyaku-hanmi*.

2: El *uke* entra un paso y agarra la muñeca del *tori*.

Entrada por el lado 2

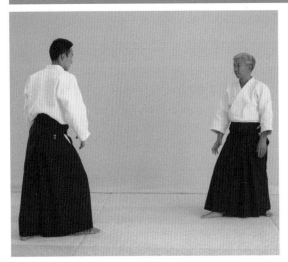

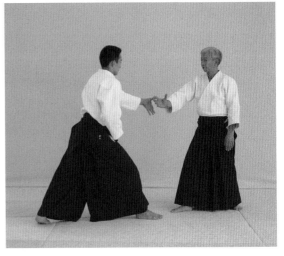

1: En posición *migi-ai-hanmi*.

2: El *uke* entra un paso y agarra la muñeca del *tori*.

En Aikido, tanto las técnicas fundamentales como las avanzadas emplean los mismos movimientos básicos. Los movimientos esenciales no cambian. Los movimientos básicos en Aikido son *irimi* (entrada), *tenkan* (giro) y *tenshin* (giros amplios). Si se dominan estos movimientos se pueden aplicar en muchas técnicas.

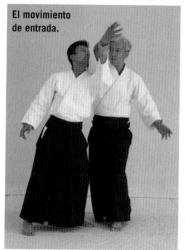
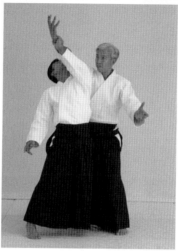
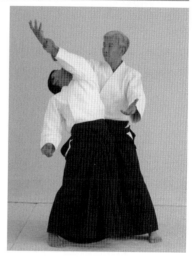

El movimiento de entrada.

3-4: El *tori* da un paso de entrada con el pie de detrás mientras entra levantando la mano-espada. Mantiene el cuerpo centrado entre ambos pies mientras se mueve.

5: El *tori* corta hacia abajo con la mano-espada y extiende el cuerpo del *uke* completamente.

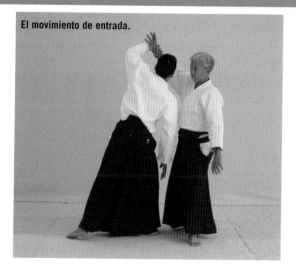
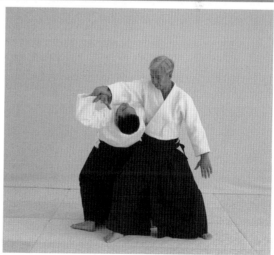

El movimiento de entrada.

3: El *tori* da un paso de entrada con el pie de detrás hacia un lado del *uke* y levanta la mano-espada, tal como se muestra en las páginas 72-73.

4: El *tori* corta hacia abajo con la mano-espada, rompiendo la postura del *uke*, y extiende su cuerpo por completo.

MOVIMIENTO DEL CUERPO 1 *IRIMI* (Continuación)

Entrada por el lado 3

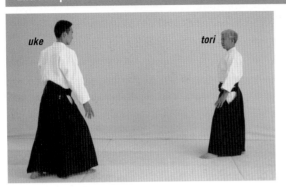

1: En posición *hidari-gyaku-hanmi*.

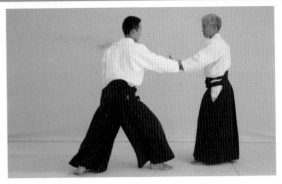

2: El *uke* da un paso para agarrar la muñeca del *tori*; el *tori* entra inmediatamente con el pie de delante.

Entrada por el lado y giro hacia dentro

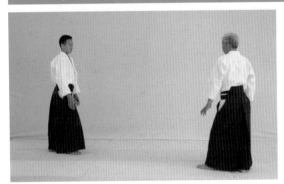

1: En posición *hidari-gyaku-hanmi*.

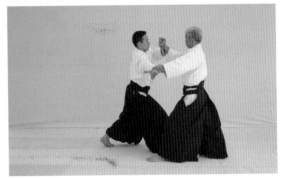

2: El *uke* entra un paso y agarra la muñeca del *tori*.

Entrada por el lado y giro hacia fuera

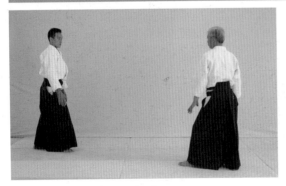

1: En posición *hidari-gyaku-hanmi*.

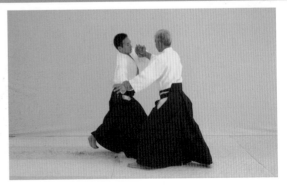

2: El *uke* entra un paso y agarra la muñeca del *tori*.

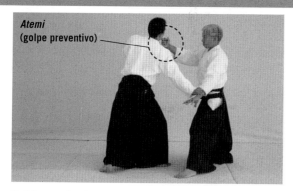

3: El tori efectúa *atemi* mientras entra hacia el lado del *uke* deslizándose con el pie trasero.

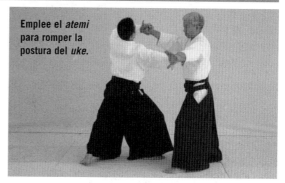

4: El *tori* mantiene el brazo del *uke* completamente extendido hacia fuera. Desde esta posición debería ser sencillo moverse en cualquier dirección.

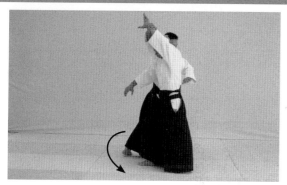

3: El *tori* efectúa *atemi* mientras entra por el lado del *uke,* levanta la mano-espada por el exterior y realiza un giro completo hacia el frente.

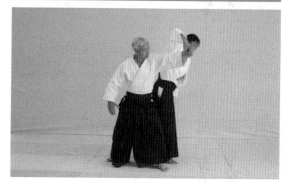

4: Después de girar hacia dentro, el *tori* está en posición *hanmi,* tal como se ilustra aquí.

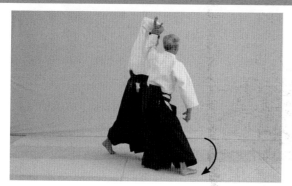

3: El *tori* entra hacia fuera mientras levanta la mano-espada y gira hacia fuera.

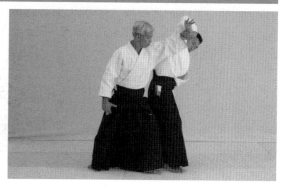

4: Después de girar hacia fuera, el *tori* está en posición *hanmi.*

MOVIMIENTO DEL CUERPO 2 *TENKAN* (giro)

Emplee el pie de delante para rotar mientras gira.

Emplear el pie de delante como eje en los giros se llama *tenkan*. Girar armonio-samente con el movimiento de las manos-espada posibilita romper la postura del compañero. Mantenga las rodillas flexibles, el cuerpo estable, gire en círcu-los grandes y guíe al compañero hacia su propia esfera.

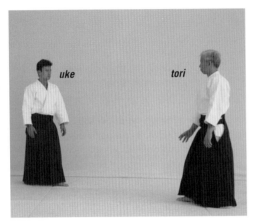
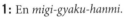
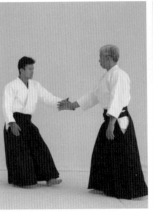
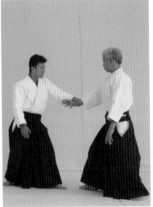

1: En *migi-gyaku-hanmi*.

2-3: El *uke* entra un paso y agarra la muñeca del *tori*.

MOVIMIENTO DEL CUERPO 3 *TENSHIN* (giro amplio)

Mientras mantiene el cuerpo estable, gire circularmente y guíe a su compañero.

Este movimiento del cuerpo es básicamente igual al *tenkan*, pero se emplea una mayor amplitud para controlar al compañero. En la técnica que aquí se muestra, el *tori* saca provecho de la fuerza del golpe de ataque *yokomen*.

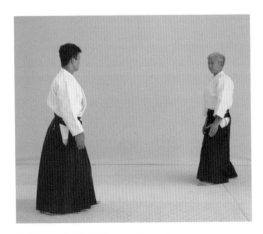
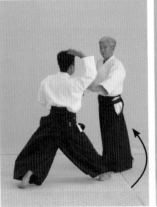
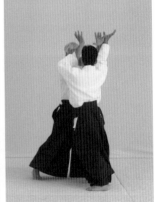

1: En posición *hidari-ai-hanmi*.

2-4: El *tori* entra con un paso amplio en *tenshin* mientras ejecuta *atemi* en la cara del *uke* y corta hacia abajo el brazo de ataque del *ure* con las manos-espada.

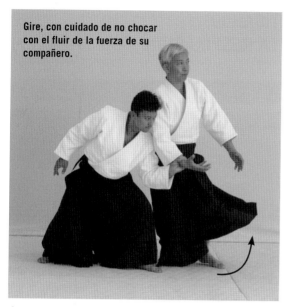

Gire, con cuidado de no chocar con el fluir de la fuerza de su compañero.

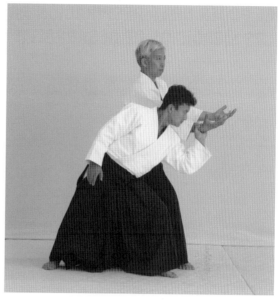

4: Mientras gira la mano-espada hacia arriba, el *tori* entra y gira en la dirección indicada.

5: Después del giro, el *tori* termina en una posición bien equilibrada. El *tori* debe usar el poder del *uke* mientras gira sin perder el centro de gravedad.

Cuando el *uke* ataque, responda inmediatamente entrando un paso, cortando hacia abajo con las manos-espada, y aproveche la fuerza de ataque con el movimiento *tenshin*.

El *tori* efectúa un giro amplio con el pie de detrás mientras se armoniza con el golpe del *uke*.

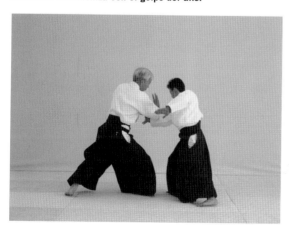

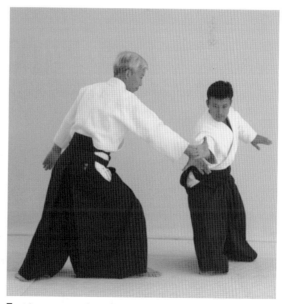

5: Al terminar el giro *tenshin*, el *tori* puede conducir al *uke* en cualquier dirección que desee.

KOKYU-HO 1

MANIFIESTE EL PODER DE TODO SU CUERPO; MANIFIESTE EL PODER DE LA RESPIRACIÓN PRACTICANDO LOS EJERCICIOS DE DESARROLLO DE LA RESPIRACIÓN

Tachi-waza kokyu-ho (morote-dori kokyu-ho omote)

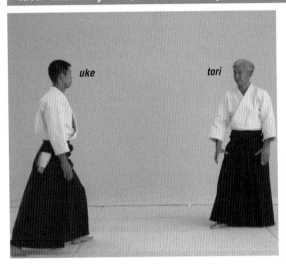

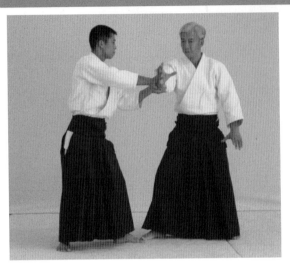

1: En posición *gyaku-hanmi*.

2-3: Desde el lado, el *uke* corta hacia abajo el brazo del *tori* y lo agarra con ambas manos.

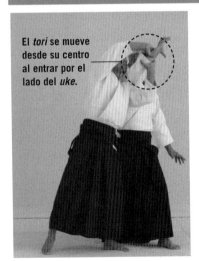

El *tori* se mueve desde su centro al entrar por el lado del *uke*.

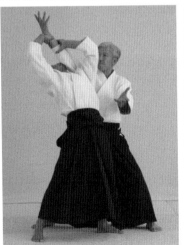

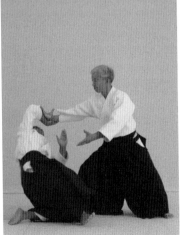

4: El *tori* entra un paso con el pie de detrás, permanece centrado y entra mientras levanta la mano-espada.

5-6: El *tori* se coloca detrás del *uke* y efectúa un corte hacia abajo con la mano-espada para romper la postura del *uke* para derribarlo. El *tori* mantiene la mirada dirigida hacia delante, y el pie de detrás colocado firmemente sobre el suelo.

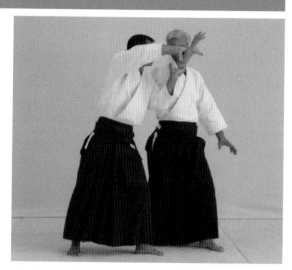

Tal como se ilustra en las fotos 3-4, el *tori* emplea las caderas y los pies mientras levanta las manos-espada.

Tenga presente que, en *kyoku-ho*, el objetivo no es proyectar al compañero, sino desarrollar el poder de la respiración. Los principiantes necesitan desarrollar la manera adecuada de hacerlo, así que es importante que los compañeros trabajen juntos.

7: El *tori* proyecta al *uke* y termina en *zanshin* (postura de alerta).

En Aikido se utiliza la fuerza natural concentrándola para derribar y controlar al oponente. El desarrollo de esta fuerza, así como el uso correcto de las manos-espada, de los pies y de las caderas se llama *kokyu-ryoku*, poder de la respiración, en Aikido. Para fomentar esta fuerza, tenemos una serie de ejercicios llamados *kokyu-ho*: ejercicios de respiración. En Aikido hay muchas técnicas *kokyu*, pero aquí presentaremos las más fundamentales: *kokyu* sentados y *kokyu* de pie.

En el caso de *kokyu-ho* de pie, tenga en cuenta lo siguiente:

Cuando su compañero le agarre el brazo, centre la atención en ese punto de agarre y concentre su fuerza ahí. Si lo hace, se asegurará de que no malgastar su fuerza al levantar la mano-espada.

Cuando su compañero le agarre la muñeca, mantenga la mano-espada en el centro del movimiento. No utilice solamente la fuerza del brazo cuando lo levante: emplee también las caderas y los pies. De hecho, debe emplear todo el cuerpo para moverse en armonía.

Tenga en cuenta todo esto mientras entrena en *kokyu-ho*.

Buenos y malos ejemplos de cómo agarrar el brazo

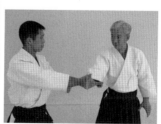

El *uke* agarra el brazo del *tori* desde el lado. Éste es un buen ejemplo.

No agarre el brazo desde delante. Éste es un mal ejemplo.

AL LEVANTAR LA MANO-ESPADA, LA FUERZA TAMBIÉN SURGE DE LOS PIES Y DE LAS CADERAS

Tachi-waza kokyu-ho (morote-dori kokyu-ho ura)

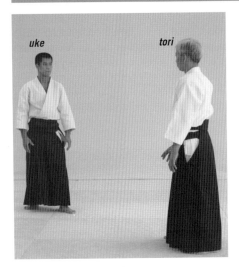
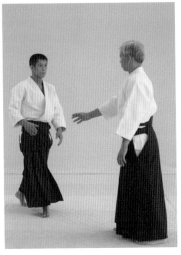
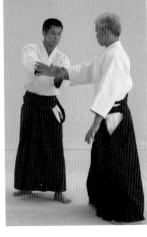

1: En posición *gyaku-hanmi*.

2-3: El *uke* corta hacia abajo y agarra el brazo del *tori*.

> Mantenga la fuerza concentrada en la mano-espada y emplee todo el cuerpo para moverse; si sólo emplea la fuerza de los brazos, no será suficiente. Emplee también la fuerza del movimiento de giro.

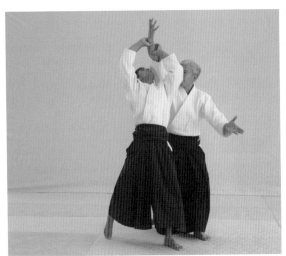
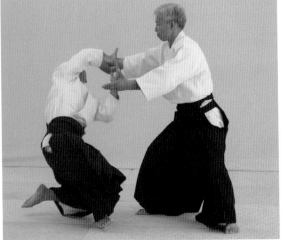

7-8: El *tori* realiza un paso largo detrás del *uke*, y efectúa un corte hacia abajo con las dos manos-espada.

Permanezca centrado cuando levante las manos-espada. En este caso, el *tori* gira cuando le agarran el brazo, pero igual que en el ejemplo anterior, permanece centrado mientras levanta la mano-espada y proyecta al *uke*. En *kokyu-ho* usted debe emplear la fuerza de los pies y de las caderas igual que la de los brazos. Entrene de esta manera y conseguirá emplear toda la fuerza del cuerpo.

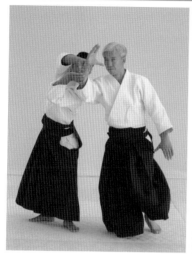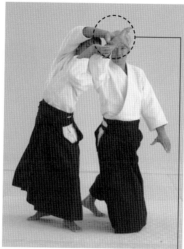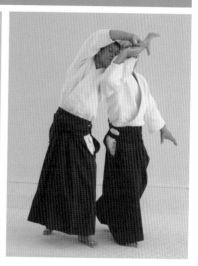

4-6: El *tori* emplea el pie de delante como eje y, con el cuerpo y la mano-espada centrados, realiza un fuerte giro para romper la postura del *uke*.

Tal como se ilustra en las fotos 4-6, permanezca centrado cuando entre y gire. Esto le permitirá proyectar de forma óptima toda su fuerza.

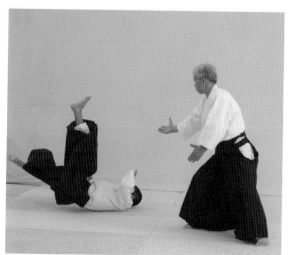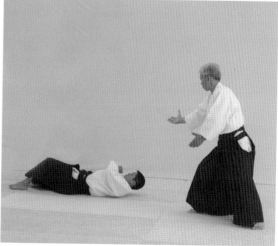

9-10: El *tori* proyecta al *uke*, terminando en *zanshin*.

EMPLEE LAS CADERAS Y EL ABDOMEN PARA GENERAR FUERZA Y LEVANTE LOS BRAZOS DE SU COMPAÑERO

Suwari-waza kyoku-ho

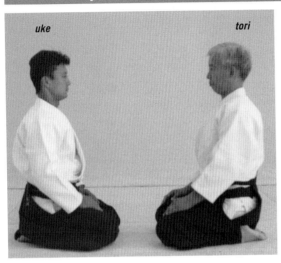

uke   tori

1: En posición *seiza*.

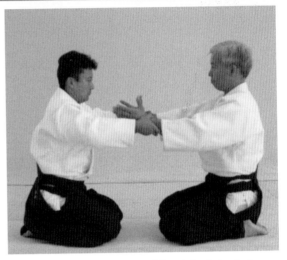

2: El *uke* agarra las muñecas del *tori* desde los lados.

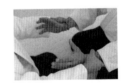

NOTA 1: Agarre las muñecas de su compañero desde el lado; mantenga el agarre firme durante todo el ejercicio.

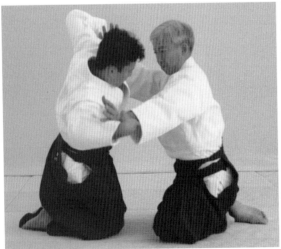

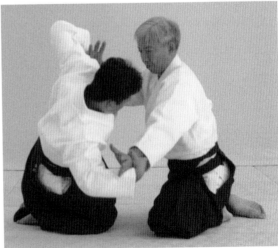

4-6: El *tori* da un paso hacia delante con cualquiera de los pies y efectúa un corte hacia abajo con las dos manos-espada.

Relaje las manos, los brazos y los hombros.

Aquí se encuentra frente a su compañero en *seiza*; permítale que le agarre las dos muñecas y practique *kokyu-ho*. No empuje con los brazos: genere la fuerza desde las caderas para levantar los brazos, rompiendo la postura de su compañero. En las técnicas de postura sentada como ésta, tenga cuidado de no inclinarse demasiado hacia delante ni hacia atrás; concentre la fuerza en la parte baja del abdomen. No intente hacer mucha fuerza con las manos, los brazos o los hombros: genere y utilice la fuerza desde el abdomen para controlar a su compañero.

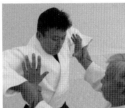

NOTA 2: No empuje a su compañero. Genere y utilice la fuerza desde las caderas y el abdomen concentrada en las manos-espada para levantar los brazos de su compañero. Cuando tenga sus brazos levantados contra sus costados de esta manera, habrá perdido la fuerza y será fácil derribarlo con un corte hacia abajo. El *uke* debe intentar mantener el agarre hasta el final.

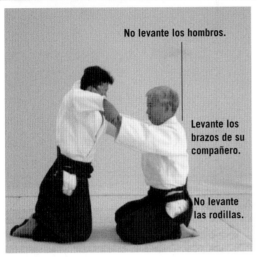

No levante los hombros.

Levante los brazos de su compañero.

No levante las rodillas.

3

No empuje con los brazos: genere la fuerza desde el abdomen, de esta forma.

NOTA 3: No se incline demasiado por encima de su compañero ni doble los brazos; si lo hace interrumpirá el flujo estable de *kokyu*.

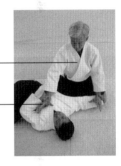

Inmovilice el centro de su compañero. Durante el entrenamiento tenga cuidado con la distancia en que efectúa la inmovilización y dónde la efectúa; no intente sujetarlo simplemente por la fuerza física.

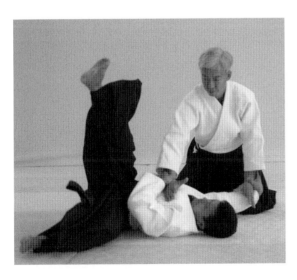

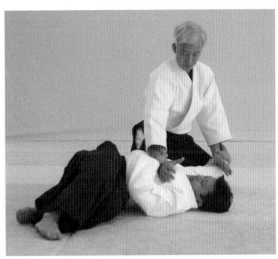

7: El *tori* inmoviliza al *uke* con los dos brazos. El *tori* permanece sobre las dos rodillas y apoyado en los dedos de los pies durante la inmovilización.

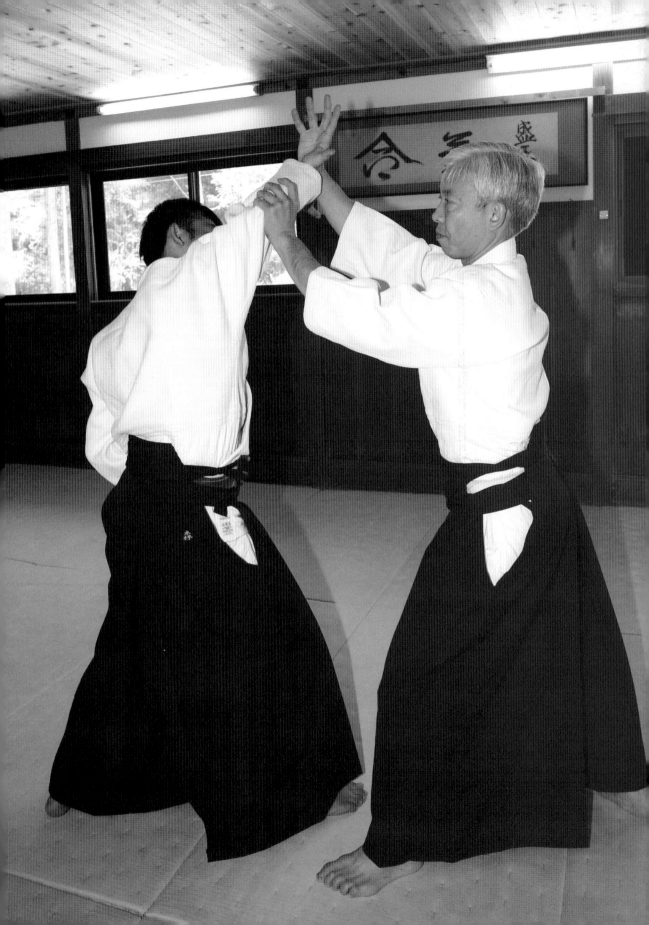

CAPÍTULO 3

Entrenamiento de las técnicas: aprendizaje de los aspectos básicos

¿QUÉ ASPECTOS ESTÁN INVOLUCRADOS EN LAS TÉCNICAS DE AIKIDO?

En Aikido existen muchas técnicas. Antes de empezar a practicarlas, necesitamos adquirir una comprensión básica de los distintos elementos del entrenamiento de Aikido. Las técnicas de Aikido se dividen en dos pilares principales: *tanren-ho* (métodos de entrenamiento) y *gi-ho* (métodos de técnica).

1. *Tanren-ho*: técnicas en postura sentada; técnicas en las que un compañero está sentado y el otro, de pie; técnicas de pie, y técnicas contra armas. En total hay cuatro métodos de entrenamiento.

2. *Gi-ho*: técnicas de inmovilización, técnicas de proyección, y técnicas de proyección e inmovilización. Hay tres tipos de elementos técnicos.

Realmente es muy difícil separar 1 y 2 de forma clara, pero, para facilitar la comprensión, en este libro hemos agrupado las técnicas en proyección, inmovilización y proyección e inmovilización.

1. TANREN-HO

Suwari-waza (técnicas en postura sentada). En ellas, los dos compañeros están sentados en *seiza*. Apoyándose en los dedos de los pies, el *tori* emplea las caderas y las rodillas para moverse y controlar al *uke* sin perder nunca un buen equilibrio.

Hanmi-hantachi-waza (técnicas en las que un compañero está sentado y el otro, de pie). En ella, el *uke* está de pie y el *tori* permanece sentado y maneja el ataque inmovilizando o proyectando. El *tori* se mueve en *hanmi* a pesar de estar en el suelo, entrando y girando, lo cual fortalece las caderas y la parte inferior del cuerpo.

Tachi-waza (técnicas en postura de pie). En ellas, los dos compañeros están de pie y el *tori* puede emplear la técnica que prefiera contra el ataque del *uke*. Ésta es la mejor manera de entrenar *ma-ai*, el uso de las manos-espada, las entradas y los giros. Hay muchas técnicas en postura de pie, y la mayoría de las que se presentan en este libro son *tachi-waza*.

Buki-waza (técnicas contra ataques armados). En ellas, el *uke* va armado con un arma, como un cuchillo, una espada o un bastón. El *tori* puede ir desarmado o armado. Este tipo de técnicas son buenas para entrenar *ma-ai*, puesto que la distancia que se establece depende en gran medida de la longitud del arma.

2. GI-HO

Ketame-waza (técnicas de inmovilización). En ellas, el *tori* controla el ataque del *uke* con una buena entrada y giros poderosos, bloquea sus articulaciones y luego lo inmoviliza boca abajo. Los bloqueos se dividen en cuatro grupos principales: inmovilizaciones por el brazo, inmovilizaciones por torsión, inmovilización por giros e inmovilizaciones por el pulso.

Nage-waza (técnicas de proyección). Son las técnicas de proyección de Aikido: proyecciones básicas como *irimi-nage*, *shiho-nage*, *kaiten-nage*, y proyecciones más avanzadas como *tenchi-nage*, *kokyu-nage*, *koshi-nage*, y *aiki-nage*.

Nage-katame-waza (técnicas de inmovilización y proyección). Después de proyectar a *uke* con los movimientos adecuados, se le inmoviliza en el suelo controlando sus articulaciones.

AI-HANMI-KATATE-DORI IRIMI-NAGE
Si su entrada es demasiado superficial
le será difícil romper la postura de su compañero

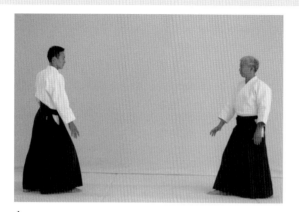

1

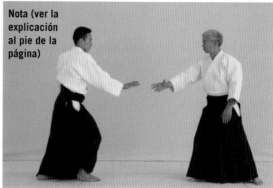

Nota (ver la explicación al pie de la página)

2-3: Cuando el *uke* agarra la muñeca del *tori*, el *tori* levanta inmediatamente la mano-espada.

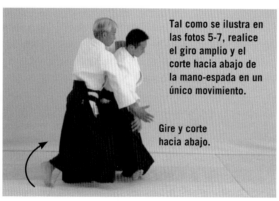

Tal como se ilustra en las fotos 5-7, realice el giro amplio y el corte hacia abajo de la mano-espada en un único movimiento.

Gire y corte hacia abajo.

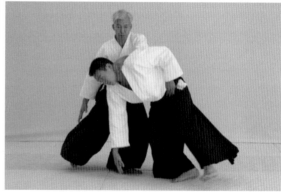

Mantenga el cuello de su compañero contra el hombro durante el giro.

6-7: El *tori* emplea el pie de delante como eje, y rompe la postura del *uke*.

NOTA: Movimiento del *uke* durante toda la técnica.
El *uke* tiene un papel fundamental en Aikido, y un buen *uke* siempre tiene presentes los siguientes puntos:
–Mantenga *hanmi* cuando se mueva.
–No rompa el contacto con el *tori*; muévase y tome siempre las caídas con naturalidad.
–Déjese conducir por el *tori*, y no pierda el flujo de movimiento de la técnica.

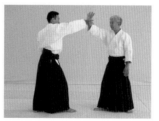

1: Sujetar con firmeza la muñeca del *tori*, mantener el contacto.

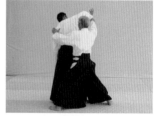

2: No soltar el cuello del *uke*.

Entre y corte hacia abajo con la mano-espada en un único movimiento. Los estudiantes que intentan aplicar *irimi-nage* por primera vez acostumbran a tensarse. Utilizamos esta técnica para ayudar a romper este hábito y para ayudar a los dos compañeros a desarrollar un buen movimiento fluido. (La siguiente técnica, *shomen-uchi irimi-nage* también es buena para esto.) El *tori* debe entrar en profundidad manteniendo el cuerpo en contacto con el *uke*. El *uke* debe permanecer relajado y flexible, sin plantar los pies en el suelo.

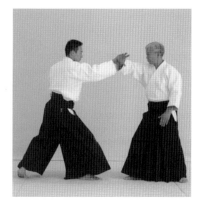 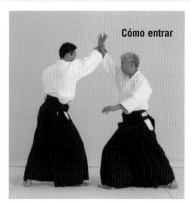 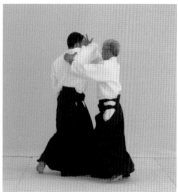

4-5: El *tori* entra en profundidad por el lado del *uke* mientras le controla el cuello.

> Debe usted realizar un movimiento muy amplio aquí. Si su entrada es demasiado superficial, el *ma-ai* será demasiado estrecho y tendrá dificultad en proyectar a su compañero.

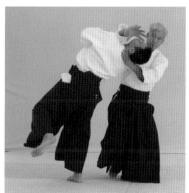 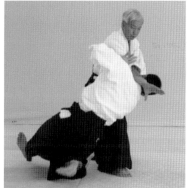 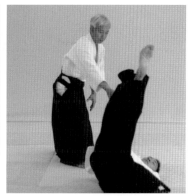

8-10: El *tori* entra en profundidad y corta hacia abajo con la mano-espada para proyectar al *uke*.

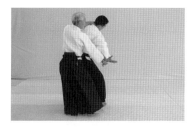 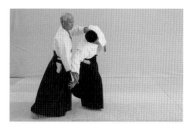 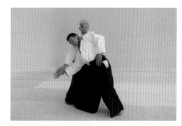

3: El *uke* debe mantener el cuerpo relajado, y no romper el contacto con el *tori*.

4: Mantener las rodillas flexibles.

5: Dejarse conducir siempre por el *tori*, incluso al caer.

SHOMEN-UCHI IRIMI-NAGE
En la entrada, mantenga el cuerpo en *hanmi*

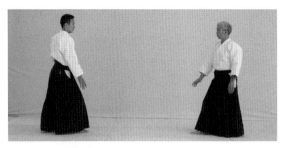

1: En postura *ai-hanmi*.

No intente proyectar a su compañero solamente con las manos o los pies. Tal como se ilustra en las fotos 3-6, corte hacia abajo y muévase al mismo tiempo, y emplee todo el cuerpo para romperle la postura.

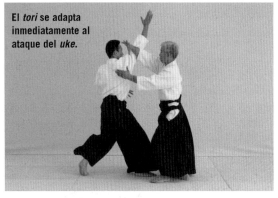

El *tori* se adapta inmediatamente al ataque del *uke*.

2: En cuanto el *uke* ataca, el *tori* entra por su lado.

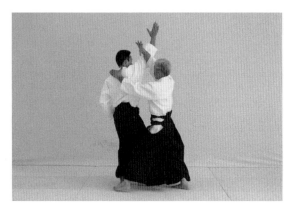

3-6: El *tori* controla el cuello y la mano-espada del *uke*, rota sobre el pie de delante, le rompe la postura y lo conduce.

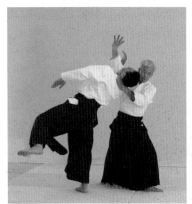

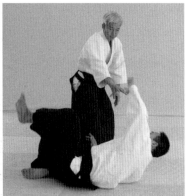

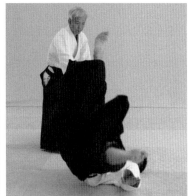

7-9: El *tori* da un gran paso de entrada, corta hacia abajo con la mano-espada y proyecta al *uke*. El *tori* adopta *zanshin* después de la proyección.

Emplee todo el cuerpo para romper la postura de su compañero.

En *irimi-nage*, el *tori* siempre evita el ataque deslizándose a un lado, y emplea un giro poderoso para romper la postura de su compañero y proyectarlo. Puesto que en Aikido hay muchas técnicas *irimi-nage*, es necesario comprender bien la técnica básica:

–Al entrar, el *tori* debe permanecer en *hanmi*.

–El *tori* emplea el agarre en el cuello del *uke* y la mano-espada para romper la postura del *uke*.

–Realice el giro y el corte hacia abajo con la mano-espada al mismo tiempo, utilizando la fuerza de ataque para conducir y proyectar al *uke*.

Emplee el hombro para conducir a su compañero.

 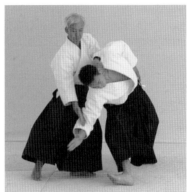 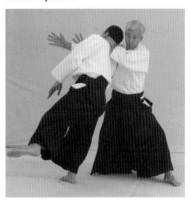

NOTA: El *tori* entra con el cuerpo en *hanmi*. El *tori* controla el cuello y la mano-espada del *uke* para romperle la postura.

Después de entrar, el *tori* tiene los dos pies paralelos en *hanmi*. Asegúrese de entrar las caderas y de tener la espalda recta.

Control con la mano-espada.

Deslice el pie hacia atrás.

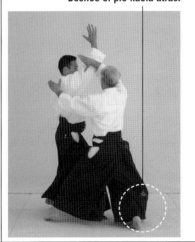 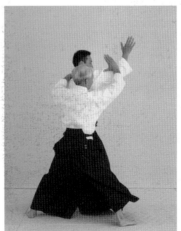 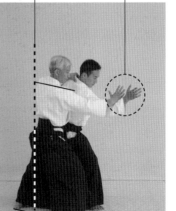

KATATE-DORI SHIHO-NAGE (OMOTE)
Haga un uso completo de las manos-espada cuando entre

Armonice el movimiento de la mano-espada y el movimiento de entrada del cuerpo.

En *shiho-nage* se emplea el pie de delante como eje para rotar y cortar en cuatro (u ocho) direcciones y proyectar a su compañero. Ésta es la técnica en que se muestra de forma más clara la relación entre el movimiento de la mano-espada y el movimiento del cuerpo en Aikido. Es uno de los movimientos básicos de Aikido.

La práctica repetida de esta técnica proporciona una buena compresión del movimiento de la mano-espada en Aikido, y le enseña a girar naturalmente. Lo que queremos destacar aquí es que el *tori* hace un uso completo de su mano-espada, girándola hacia dentro cuando entra, y con todos sus movimientos en armonía.

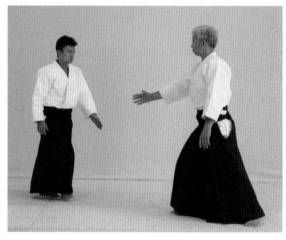

1: En posición *ai-hanmi*.

Asegúrese de realizar un giro completo y corte hacia abajo. Si el giro no es completo, su compañero puede escapar o puede resultar herido durante la proyección.

No intente proyectar a su compañero lejos. Menténgalo cerca de usted; si no lo hace así, la técnica no funcionará de forma efectiva.

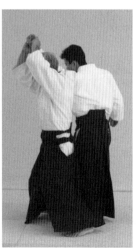

5-6: El *tori* realiza un giro mientras controla la muñeca del *uke* con las dos manos.

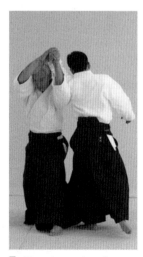

7: El *tori* mantiene las manos-espada contra el hombro del *uke* mientras entra en paso y corta hacia abajo.

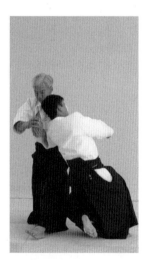

8-10: El *tori* corta hacia abajo con las dos manos y proyecta al *uke*.

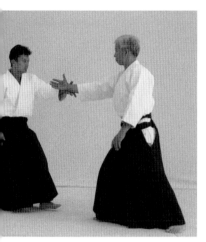

2: El *uke* agarra la muñeca del *tori*.

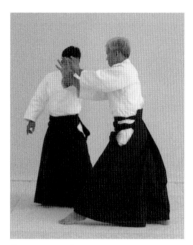

3: El *tori* da un paso de entrada con el pie de detrás y entra mientras levanta la mano-espada.

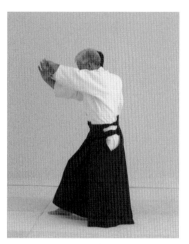

4: El *tori* vuelve a entrar mientras levanta las manos.

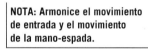

NOTA: Armonice el movimiento de entrada y el movimiento de la mano-espada.

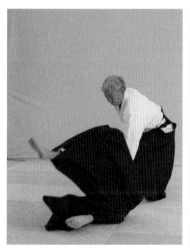

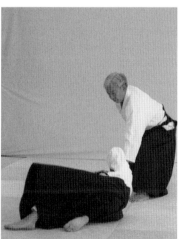

NOTA: Haga un uso completo de la mano-espada cuando entre. Mantenga el brazo cerca del cuerpo, con el codo ligeramente doblado, y la mano-espada completamente extendida mientras entra con toda la suavidad posible.

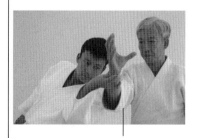

No aparte el brazo de las costillas.

KATATE-DORI SHIHO-NAGE (URA)
Levante las manos-espada y corte hacia abajo por su centro

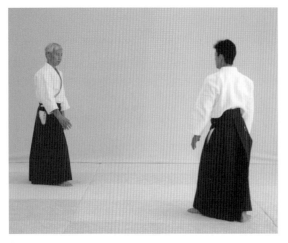

1: En posición *gyaku-hanmi*.

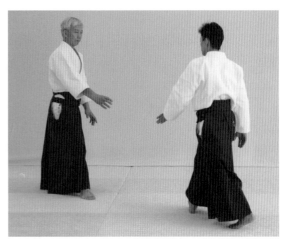

2

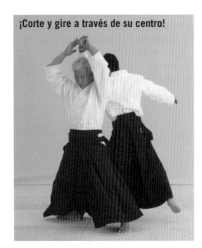

¡Corte y gire a través de su centro!

5: El *tori* rota sobre los dos pies.

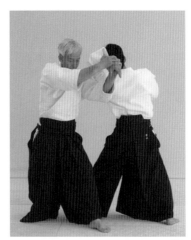

6-9: El *tori* corta hacia abajo y proyecta al *uke*.

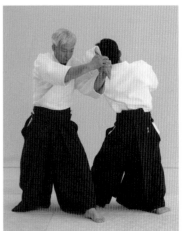

Corte hacia abajo directamente hacia sus pies. Realice un giro completo y no intente proyectar a su compañero lejos. Eso podría hacerle daño en el codo o en la muñeca.

— **Armonice el movimiento de las manos-espada con el giro del cuerpo.**

En la técnica anterior el movimiento era hacia delante, pero aquí el movimiento es hacia el exterior de su compañero. En esta técnica *ura*, el *tori* entra por el lado del *uke* mientras levanta las manos-espada y gira; luego corta hacia abajo para romper la postura del *uke*. La entrada, el giro y la mano-espada deben estar en armonía. Es muy importante que el giro sea comnpleto y que usted quede totalmente detrás de su compañero.

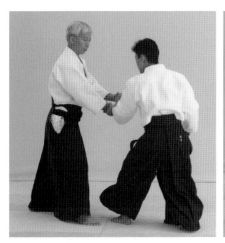

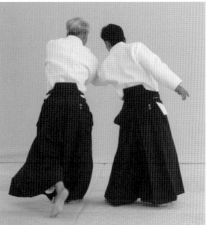

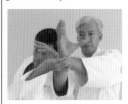

NOTA: La foto 4 desde un ángulo distinto. Observe el uso completo de la mano-espada armonizada con el giro del cuerpo.

3-4: En cuanto el *uke* agarra la muñeca del *tori*, éste entra un paso por el lado del *uke*, levanta la mano-espada y gira agarrando el brazo del *uke* con las dos manos.

Tal como se ilustra en las fotos 3 y 4, mantenga el cuerpo cerca del de su compañero mientras gira; si el giro es incompleto, su compañero se encontrará demasiado lejos para realizar la proyección.

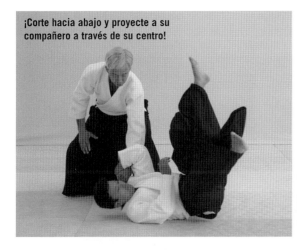

¡Corte hacia abajo y proyecte a su compañero a través de su centro!

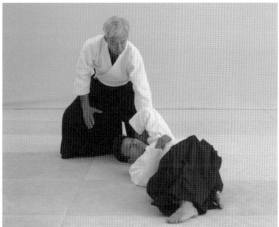

YOKOMEN-UCHI SHIHO-NAGE (OMOTE)

Contra un golpe *yokomen*, corte hacia abajo mientras aplica simultáneamente *atemi* para entrar y romper la postura de su compañero

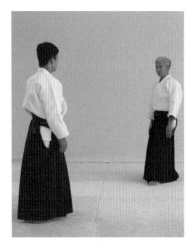

1: En posición *ai-hanmi*.

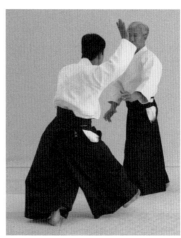

2: El *uke* lanza un golpe *yokomen*.

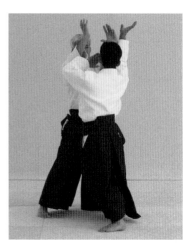

3-4: En cuanto el *uke* ataca, el *tori* realiza un gran giro amplio hacia delante para cortar hacia abajo el brazo del *uke* y lanza un *atemi*.

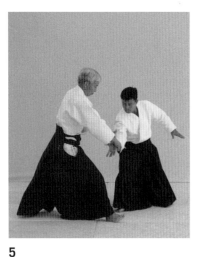

5

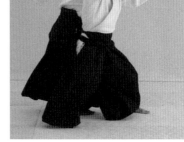

6-7

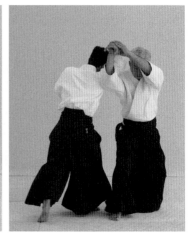

Emplee *atemi* para romper la postura de su compañero.

Esta técnica ilustra bien los movimientos de giro circulares de Aikido. El *tori* realiza un gran giro amplio contra un ataque *yokomen* y conduce al *uke* en una proyección *shiho-nage*.

Procure cortar hacia abajo el golpe *yokomen* de su compañero mientras aplica *atemi* y entra. No intente bloquear el golpe, emplee un gran giro amplio mientras corta hacia abajo para neutralizar el ataque. Dirija el *atemi* hacia el centro del *uke*.

Atemi es una técnica que se aplica en los puntos de presión del cuerpo de su compañero para romper su postura y neutralizar su ataque. Aquí el *atemi* se utiliza con el objetivo de romper la postura de su compañero.

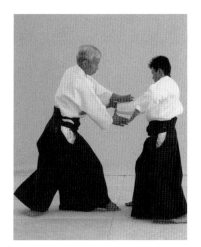

NOTA: La foto 3 desde un ángulo distinto. Fíjese en cómo el *tori* corta hacia abajo el brazo del *uke* mientras lanza un *atemi*.

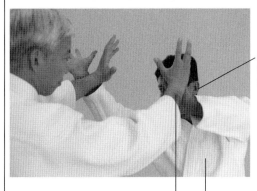

Aplique *atemi* directamente hacia el centro de su compañero.

Corte hacia abajo el brazo de ataque de su compañero.

Un buen *atemi* contra un golpe *yokomen* hace más fácil romper la postura del compañero.

Corte hacia abajo como si lo hiciera con una espada cuando proyecte.

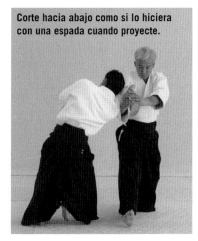

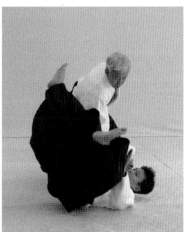

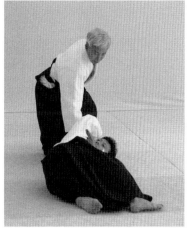

8-10: El *tori* corta hacia abajo la muñeca del *uke* y lo proyecta.

YOKOMEN-UCHI SHIHO-NAGE (URA)

Armonice el levantamiento de las manos-espada
con el movimiento de giro para conducir y proyectar a su compañero

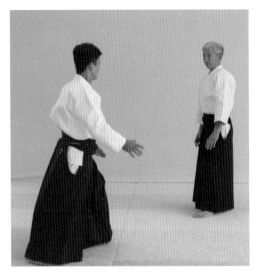 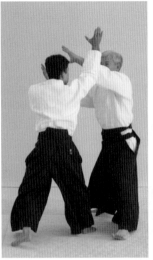 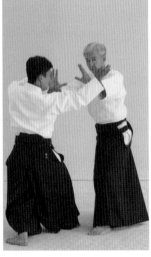

1: En posición *ai-hanmi*.

2-3: En cuanto el *uke* lanza el golpe *yokomen*, el *tori* entra y controla el golpe aplicando *atemi*.

La foto 3 desde un ángulo distinto.

Entre por el lado de su compañero y contrólelo con un corte en el brazo mientras le aplica *atemi* en la cara. (Éste es el mismo control que se emplea en la técnica siguiente, *tenchi-nage*.)

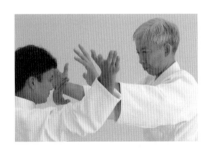

NOTA: Agarre la muñeca de su compañero con las dos manos. Manténgale la muñeca doblada y el codo hacia arriba, y proyéctelo hacia atrás.

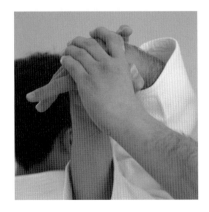

Extienda el brazo y proyecte inmediatamente a su compañero.

Aquí, en lugar de realizar un gran giro amplio como en la página anterior, usted controla a su compañero directamente y emplea un movimiento *ura* para proyectarlo. Armonice el movimiento de corte de la mano-espada con el movimiento de giro.

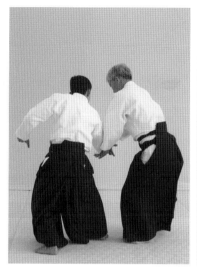 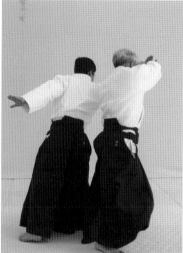 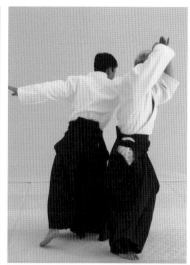

4-6: El *tori* corta hacia abajo la muñeca del *uke* y luego levanta las manos-espada mientras realiza un giro completo.

Tal como se ilustra en las fotos 4-6, armonice los movimientos de corte hacia abajo y hacia arriba con el giro.

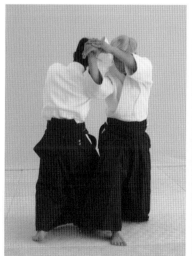 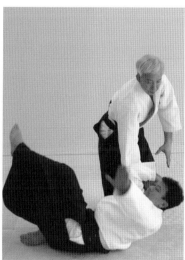 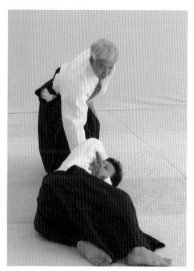

7-9: El *tori* rota y corta hacia abajo para proyectar al *uke*.

RYOTE-DORI TENCHI-NAGE

Emplee los dedos meñiques de ambas manos para proyectar la fuerza y abra el pecho de su compañero para romper su postura

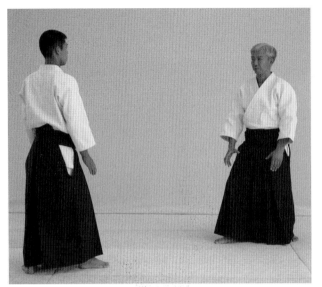
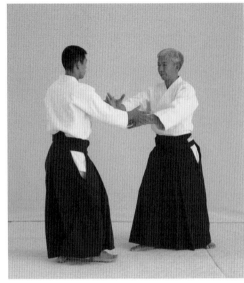

1: En posición *ai-hanmi*.

2

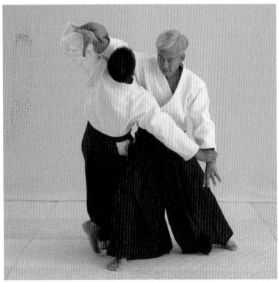
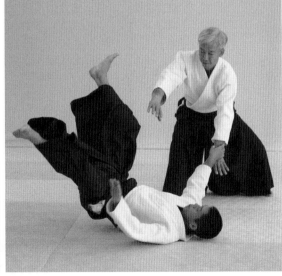

5-7: El *tori* realiza un gran paso de entrada por detrás del *uke* mientras corta hacia abajo con las dos manos-espada para proyectarlo.

Emplee las manos-espada para cortar hacia arriba y hacia abajo.

Cuando entra, una de las manos-espada se alarga hacia el cielo y la otra se extiende en dirección a la tierra. Esto rompe la postura del compañero y se llama *tenchi-nage* (lanzamiento de cielo y tierra) en Aikido. Los movimientos hacia arriba y hacia abajo de la mano-espada deben armonizarse con los movimientos de entrada y de proyección. Debe usted permanecer cerca de su compañero; si no lo hace así, habrá una distancia demasiado grande entre ambos y le será difícil concentrar la fuerza.

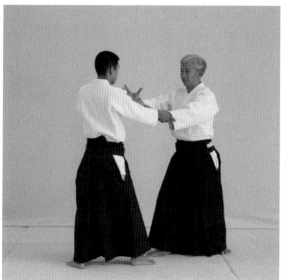

3-4: En cuando el *uke* agarra las dos muñecas del *tori*, éste entra por el lado del *uke* y, simultáneamente, levanta una mano-espada hacia arriba y la otra hacia abajo.

Cuando entre, separe las dos manos-espada y alargue la de arriba a través del pecho de su compañero.

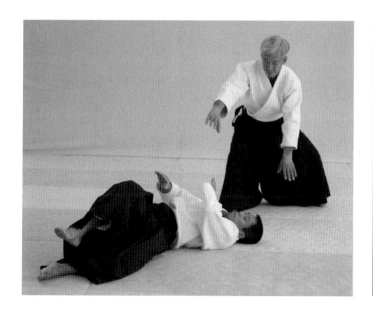

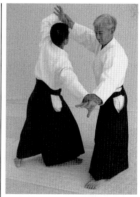

NOTA: Asegúrese de armonizar los movimientos hacia arriba y hacia abajo de las manos-espada con el movimiento de entrada. Si sólo emplea las manos-espada no le será posible romper la postura de su compañero.

KATATE-DORI UCHI-KAITEN-NAGE

Emplee la mano-espada para girar hacia dentro, levante el brazo de su compañero y proyéctelo hacia delante

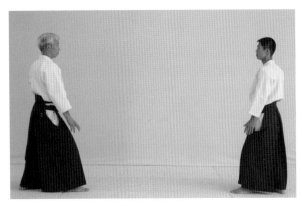

1: En posición *gyaku-hanmi*.

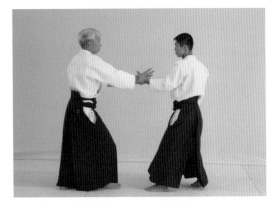

2-3: En cuanto el *uke* agarra la muñeca del *tori*, éste entra por su lado mientras aplica *atemi*.

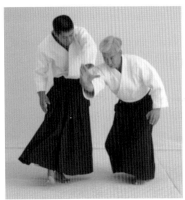

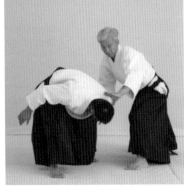

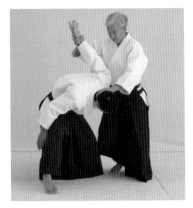

6-7: El *tori* da un paso largo hacia atrás con el pie de delante mientras corta hacia abajo con la mano-espada y controla la nuca del *uke*.

8-10: El *tori* agarra la muñeca del *uke*, dobla el cuerpo del *uke* hacia abajo y, luego, avanza para proyectarlo.

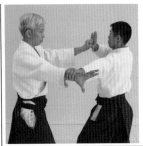

NOTA 1: La entrada *atemi* es muy importante. Asegúrese de que el *atemi* es lo bastante fuerte para romper la postura de su compañero, facilitando que pueda usted girar hacia dentro.

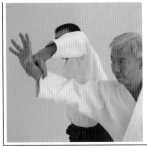

NOTA 2: Mantenga el brazo de su compañero recto hacia arriba. Asegúrese de que el codo de su compañero está recto durante el giro y la proyección. Si tiene el brazo en posición horizontal, no podrá proyectarlo.

— Emplee *atemi* para entrar y girar en la misma dirección que su compañero.

En esta técnica *kaiten*:

–Emplee la mano-espada de delante para entrar por el lado de su compañero mientras aplica *atemi* con la otra mano-espada para romperle la postura.

–No aplique *atemi* por el lado: rompa la postura de su compañero por la espalda.

–Después del giro, emplee la mano-espada para levantarle el brazo recto hacia arriba. Si él tiene el brazo en posición horizontal, le será difícil proyectarlo.

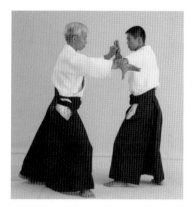 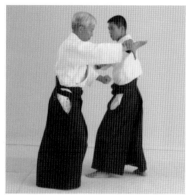 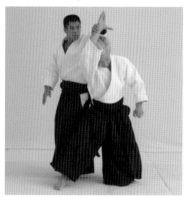

4-5: El *tori* da un gran paso de entrada con el pie trasero mientras levanta la mano-espada y rota.

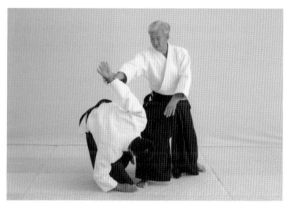 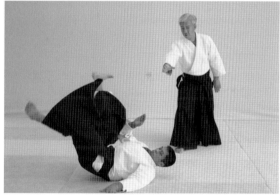

Foto 8 desde un ángulo distinto.

La mano cambia para la proyección.

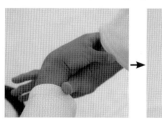 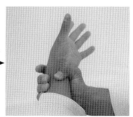

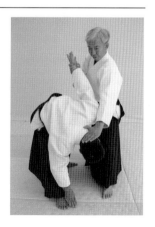

KATATE-DORI SOTO-KAITEN-NAGE
Armonice los movimientos de entrada,
de la mano-espada y de *atemi*

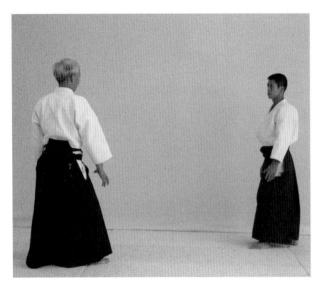

1: En posición *gyaku-hanmi*.

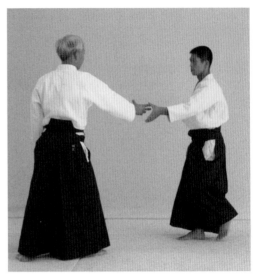

2-3: En cuanto el *uke* agarra la muñeca del *tori*, éste entra por el lado del *uke* en *atemi* y levanta la mano-espada.

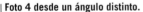
Foto 4 desde un ángulo distinto.

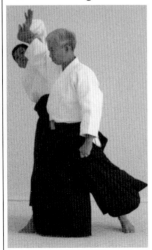

Mientras gira hacia fuera, coloque la mano-espada en la misma dirección que su compañero.

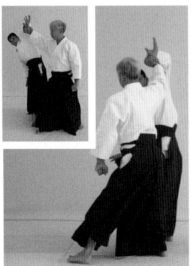

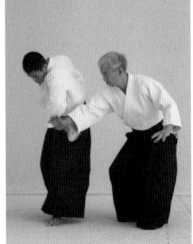

4-5: Mientras gira, el *tori* levanta el brazo y luego corta hacia abajo con la mano-espada mientras controla el cuello del *uke*.

No confíe solamente en la fuerza de las manos y de los brazos para moverse.

En el ejemplo anterior, *uchi-kaiten-nage*, usted giró hacia dentro del brazo de su compañero; aquí, por el contrario, girará hacia fuera.

En esta técnica debe tener en cuenta que si confía en la fuerza de la manos y de los brazos cuando levante las manos-espada no podrá moverse con suavidad. Tiene que armonizar el movimiento de entrada hacia delante, el uso de las manos-espada y el *atemi* mientras levanta los brazos.

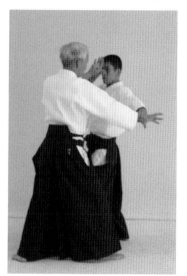

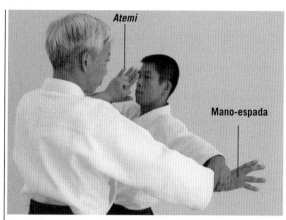

Atemi

Mano-espada

Movimiento de la mano-espada

NOTA: Haga un uso completo de los tres puntos mientras se mueve. Cuando levante los brazos, asegúrese de que la mano-espada, el movimiento de la mano-espada y el *atemi* están armonizados. Si los movimientos no se realizan al mismo tiempo no podrá levantar los brazos para aplicar la técnica correctamente.

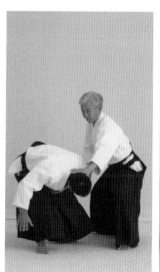
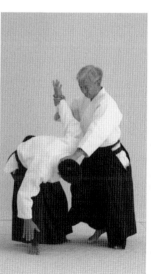
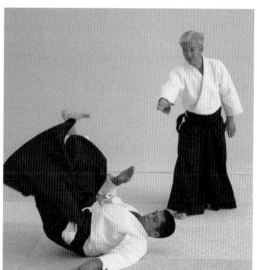

6-8: El *tori* agarra la muñeca del *uke*, lo dobla hacia abajo, avanza hacia delante y lo proyecta.

AI-HANMI KATATE-DORI DAI-IKKYO (OMOTE)
Una rodilla debe quedar a un costado de su compañero
y la otra, sobre su muñeca

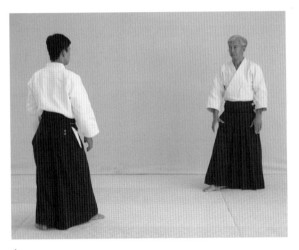

1

Cuando dé un paso de entrada con el pie de detrás, no dé la espalda a su oponente.

El *uke* debe permanecer de cara al *tori* y no darle la espalda hasta que la inmovilización se haya realizado por completo.

El *uke* debe caer boca abajo de forma flexible, sin tensarse.

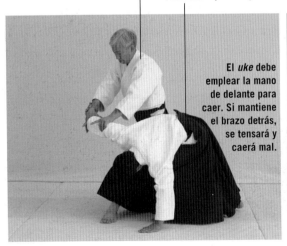

El *uke* debe emplear la mano de delante para caer. Si mantiene el brazo detrás, se tensará y caerá mal.

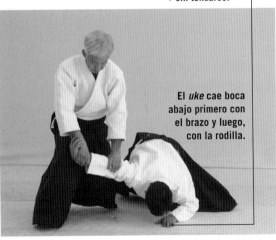

El *uke* cae boca abajo primero con el brazo y luego, con la rodilla.

4-5: Mientras controla el codo del *uke*, el *tori* se desplaza hacia delante y corta hacia abajo en un arco.

— **Emplee las rodillas de la forma adecuada para tumbar al compañero en la colchoneta.**

Mientras se mueve hacia delante, utilice las manos-espada para levantar primero, y cortar hacia abajo después, el brazo de su compañero y para controlarle el codo y la muñeca. Inmovilícele boca abajo. Esta técnica básica se conoce como *dai-ikkyo*.

A los principiantes les resulta un poco difícil trabajar directamente a partir de un ataque *shomen-uchi*, así que normalmente empezamos con este tipo de sujeción de ataque inversa. En esta técnica, el *tori* sigue los principales puntos de *dai-ikkyo* para controlar a su compañero de forma flexible y con un movimiento de deslizamiento.

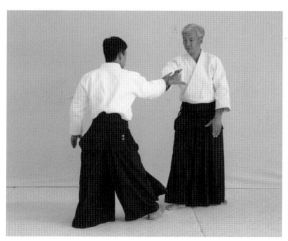

2-3: En cuanto el *uke* agarra la muñeca del *tori* en posición *ai-hanmi*, el *tori* entra mientras levanta la mano-espada y controla el codo y la muñeca del *uke*.

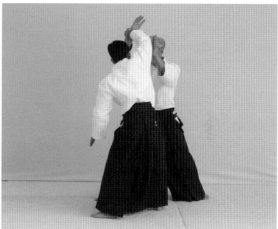

Controle la muñeca, el codo y el hombro de su compañero de forma flexible. Aquí, su compañero todavía se encuentra de cara a usted.

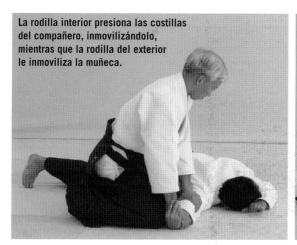

La rodilla interior presiona las costillas del compañero, inmovilizándolo, mientras que la rodilla del exterior le inmoviliza la muñeca.

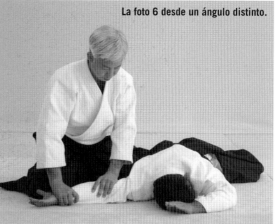

La foto 6 desde un ángulo distinto.

6: El *tori* inmoviliza al *uke* boca abajo mientras le controla el codo y la muñeca, apoyándose en los dedos de los pies.

AI-HANMI KATATE-DORI DAI-IKKYO (URA)

Mantenga flexibles los codos, los hombros y las caderas
durante la inmovilización, y reciba la caída con todo el cuerpo

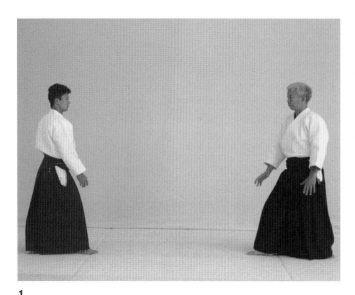

1

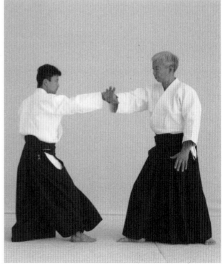

2-3: En cuanto el *uke* intenta agarrar
la muñeca del *tori*, éste levanta la
mano-espada.

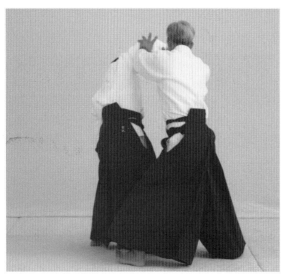

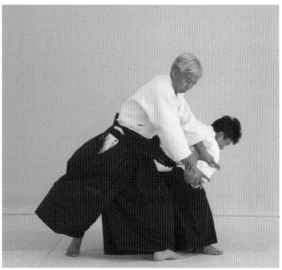

5-6: Mientras realiza un giro grande, el *tori* corta hacia abajo el brazo del *uke* y lo inmoviliza boca abajo.

Entre por el lado de su compañero y gire con un gran movimiento circular.

Ésta es también una técnica de cruce de manos que se utiliza para que los principiantes dominen el flujo de los movimientos de *dai-ikkyo ura*. Cuando usted gira, su compañero no debe estirar las rodillas ni tensar los hombros ni los codos. Asegúrese de que su compañero recibe la caída con todo el cuerpo.

El *uke* debe mantener las rodillas flexibles y dejarse caer al suelo de forma natural con las caderas y los brazos. Los dos compañeros necesitan extender completamente el cuerpo para que esta técnica funcione bien en la práctica.

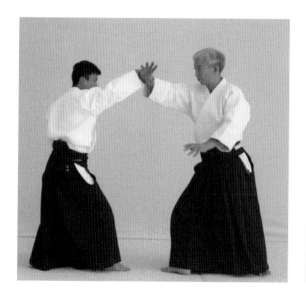

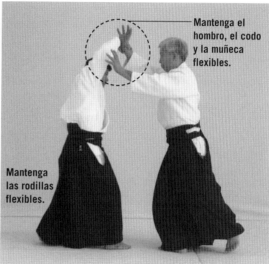

Mantenga el hombro, el codo y la muñeca flexibles.

Mantenga las rodillas flexibles.

4: El *tori* entra por el lado del *uke* mientras levanta la mano-espada para controlar el codo del *uke*.

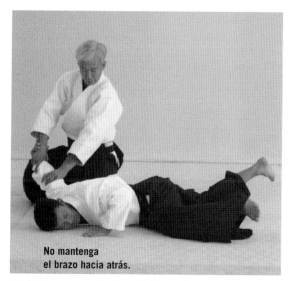

No mantenga el brazo hacia atrás.

7 Déjese caer sobre la colchoneta primero con las caderas y, luego, con las manos, asegurándose de no golpearse la cara contra ella.

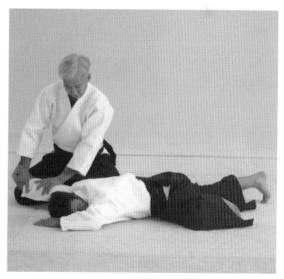

8

SHOMEN-UCHI DAI-IKKYO (OMOTE)
Coordine sus movimientos en armonía con el golpe
de su compañero y entre

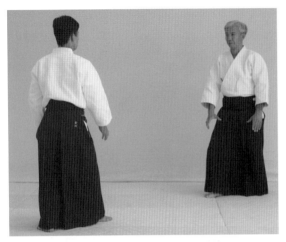

1. En posición *ai-hanmi*.

**Coordine los movimientos
con el golpe de su compañero y entre.**

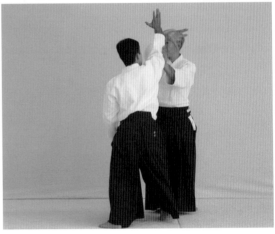

2: En cuanto el *uke* ataca, el *tori* entra hacia delante
mientras controla el brazo de ataque del *uke*.

**Estírele el brazo
de esta manera.**

**La rodilla de dentro
debe presionar
las costillas de su
compañero.**

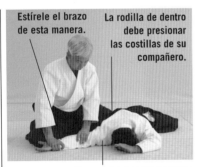

**No permita que los hombros
de su compañero se levanten.**

NOTA: La inmovilización *dai-ikkyo*.
Cuando su compañero se encuentra inmovilizado boca abajo, asegúrese de que sus hombros no se levanten y de que se encuentre tumbado sobre su costado. La rodilla de dentro debe presionarle las costillas con firmeza, y la rodilla de fuera debe presionarle la muñeca. No confíe solamente en la fuerza del brazo para inmovilizarlo, utilice todo el cuerpo para hacerlo. Apóyese en los dedos de los pies mientras lo inmoviliza.

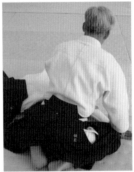

**No confíe solamente en la
fuerza del brazo, emplee todo
el cuerpo para inmovilizarlo.**

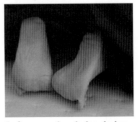

**Apóyese en los dedos de los
pies mientras lo inmoviliza.**

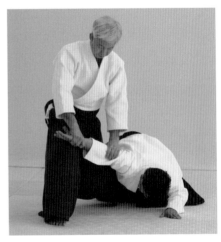

5: El *tori* se mueve hacia delante mientras
controla el brazo del *uke*.

No permita que los hombros de su compañero se levanten: entre directamente por su lado.

Coordine sus movimientos con el ataque *shomen* de su compañero y contrólele la muñeca de ataque y el codo con la mano-espada. Después de controlarle el brazo, corte hacia abajo y muévase hacia delante rompiendo la postura de su compañero e inmovilizándole boca abajo sobre la colchoneta.

En *dai-ikkyo* tenga cuidado de:

–No dejar que los hombros de su compañero se levanten: entre directamente por su lado.

–Inmovilizar a su compañero boca abajo y apoyarse en los dedos de los pies. Emplee todo el cuerpo para inmovilizarle, no solamente la fuerza del brazo.

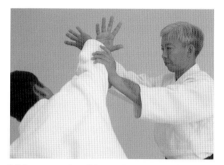

Cómo controlar el brazo de su compañero con la mano-espada: no le agarre la muñeca, Emplee la mano-espada.

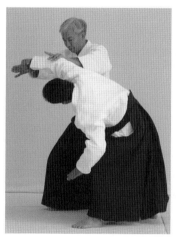

3-4: El *tori* controla la muñeca y el codo del *uke* mientras corta hacia abajo.

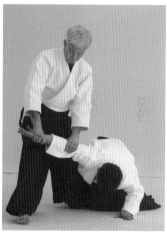

Al entrar, corte hacia abajo el brazo de su compañero para hacerle caer; tal como se ilustra en las fotos 4-7, continúe moviéndose hacia delante sin detenerse.

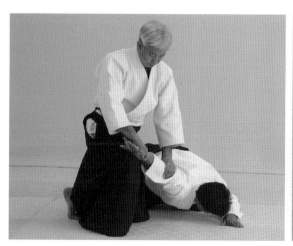

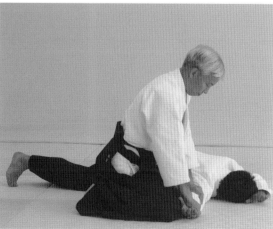

6-7: El *tori* mantiene la espalda recta, y se apoya en los dedos de los pies para inmovilizar al *uke* boca abajo.

SHOMEN-UCHI DAI-IKKYO (URA)
Al girar, lleve el codo de su compañero hacia usted

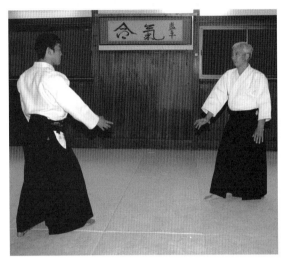 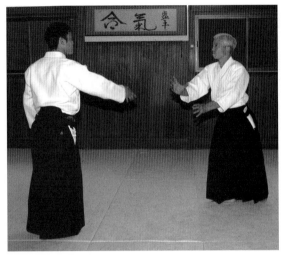

1: En posición *ai-hanmi*.

2-3: En cuanto el *uke* efectúa un golpe *shomen*, el *tori* entra por el lado del *uke* y le controla el codo y la muñeca.

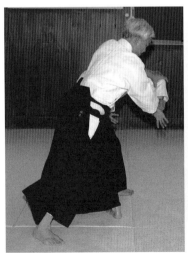 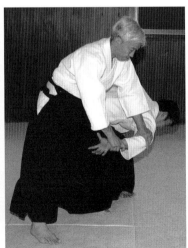 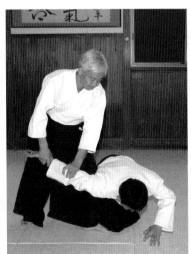

4-6: El *tori* realiza un giro grande mientras corta hacia abajo el brazo del *uke*.

En la técnica *ura* se añade un giro.

Aquí se realiza un giro después de entrar por el lado del compañero. Armonice los movimientos con el golpe de su compañero y éntrele por el lado mientras le controla el codo y la muñeca. Mientras gira, corte hacia abajo el brazo de su compañero e inmovilícele boca abajo.

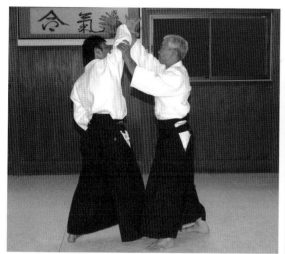

El *tori* entra por el lado del *uke* y le controla el codo y la muñeca.

La foto 3 desde un ángulo distinto.

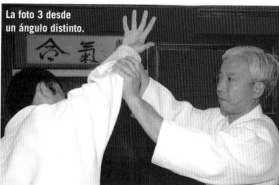

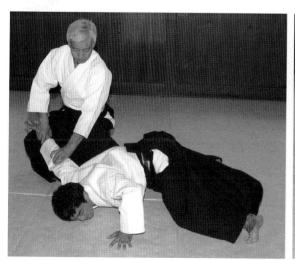

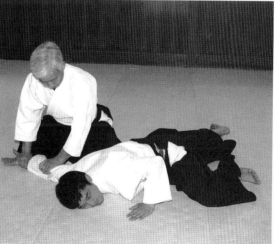

7-8: El *tori* mantiene la espalda recta, controla el brazo del *uke* y lo inmoviliza boca abajo sobre la colchoneta.

SHOMEN-UCHI DAI-IKKYO SUWARI-WAZA (OMOTE)
Camine de rodillas para avanzar con fuerza, controlar
a su compañero e inmovilizarle boca abajo

**Coordine los movimientos
con el ataque de su compañero y entre.**

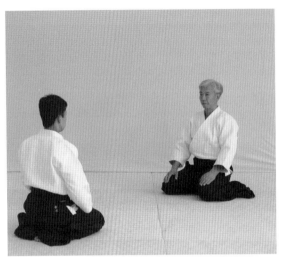

1: En posición *seiza*.

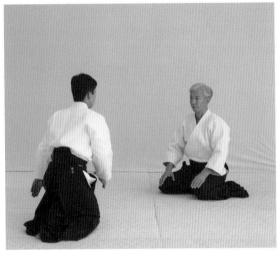

2-4: En cuanto el *uke* ataca, el *tori* avanza de rodillas
hacia la parte interior del *uke* mientras le controla el
codo y la muñeca.

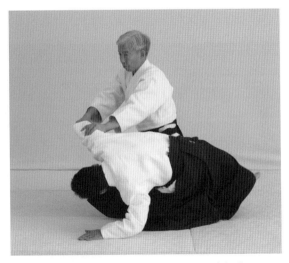

5-6: El *tori* controla el codo y la muñeca del *uke*
mientras corta hacia abajo el brazo del *uke* y avanza
de rodillas.

Camine de rodillas de la forma correcta y mantenga el centro de gravedad bajo.

Aquí empiece en postura sentada, apóyese sobre los dedos de los pies, camine hacia delante de rodillas y controle los movimientos de su compañero. Éste es un valioso método de entrenamiento.

Esta técnica en postura sentada es bastante similar a la versión en postura de pie, pero se realiza de rodillas. Apóyese en los dedos de los pies y muévase con el centro de gravedad bajo. Aquí la clave está en moverse con fuerza desde el principio, cuando corta hacia abajo el brazo de su compañero, hasta que lo inmoviliza, al final. En lugar de entrar con un paso, como en la versión de pie, emplee las rodillas para moverse.

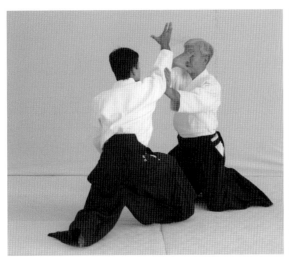 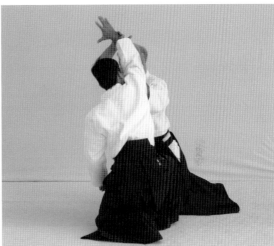

Tal como se ilustra en las fotos 5-7, camine de rodillas con fuerza para inmovilizar a su compañero boca abajo.

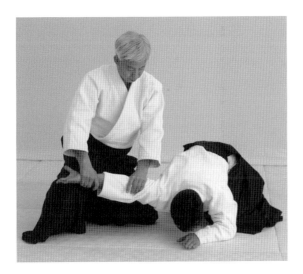 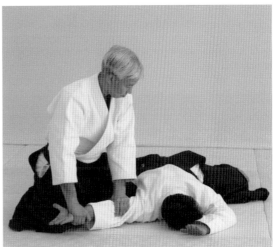

7: El *tori* agarra el brazo y la muñeca del *uke* con firmeza y lo inmoviliza boca abajo.

SHOMEN-UCHI DAI-IKKYO SUWARI-WAZA (URA)

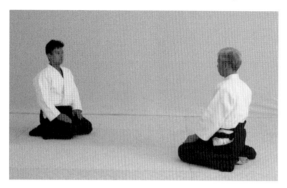 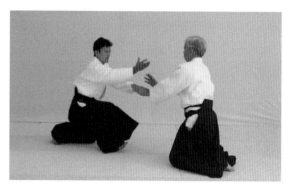

1. Uno frente al otro en *seiza*.

2-3: En cuanto el *uke* ataca, el *tori* entra por el lado exterior del *uke* mientras le controla el codo y la muñeca.

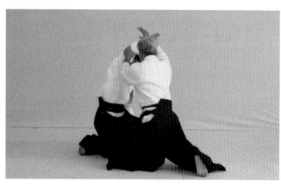

4-7: Mientras rota sobre las rodillas, el *tori* corta hacia abajo el brazo del *uke*.

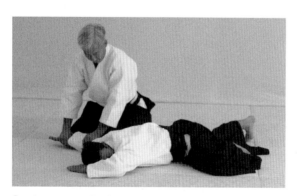

8: El *tori* controla el codo y la muñeca del *uke* para inmovilizarle boca abajo.

Armonice el movimiento de la parte superior del cuerpo con el de la inferior.

En esta técnica *ura*, la gran diferencia la marca la rotación sobre las rodillas. Apóyese en los dedos de los pies y rote, con cuidado de no perder el equilibrio. Si se inclina demasiado hacia delante, se arriesga a perder el equilibrio. Además, cuando entre por el costado de su compañero, mantengase en *hanmi* y armonice el movimiento de la parte superior del cuerpo con el de la inferior.

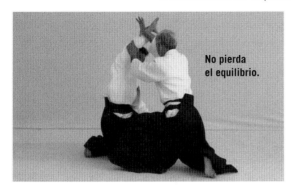

No pierda
el equilibrio.

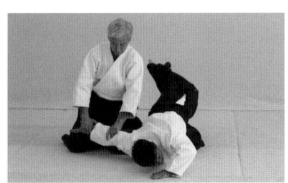
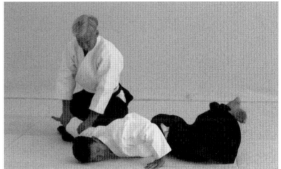

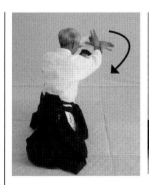
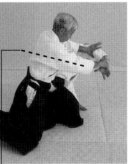
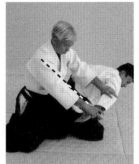
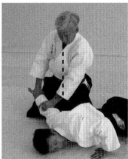

Mantenga el codo de su
compañero delante de usted.

NOTA: Mantenga el codo de su compañero cerca de su centro mientras gira. Armonice el corte hacia abajo en el brazo de su compañero con el giro. Durante el giro, mantenga el codo de su compañero ante su centro.

GYAKU-HANMI KATATE-DORI DAI-IKKYO (OMOTE)
Armonice el movimiento con el desplazamiento hacia arriba de su compañero y, luego, aplique *dai-ikkyo*

Preste mucha atención a la sincronización y a la distancia entre usted y su compañero.

Aquí empezamos en *gyaku-hanmi*: por ejemplo, su compañero le sujeta la muñeca izquierda con la mano derecha. El *tori* emplea *atemi* y un giro amplio hacia dentro para romper la postura del *uke*. Cuando su compañero intente erguirse, armonícese con ese movimiento, agárrele la muñeca y contrólele el codo con la mano-espada mientras corta hacia abajo. Avance hacia delante e inmovilícele en el suelo. Durante la práctica de esta técnica preste atención al flujo de movimiento de su compañero para arrastrarle fuera, así como la distancia y la sincronización correctas.

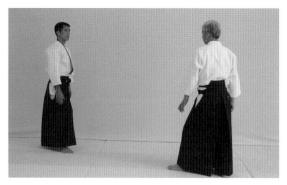

1

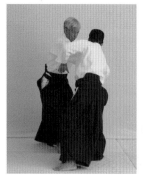
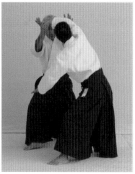

5-6: El *tori* agarra la muñeca y el codo del *uke* tal como se muestra y lo controla.

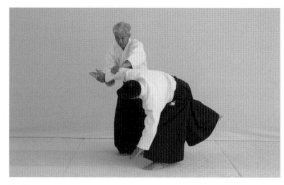

7-8: El *tori* corta hacia abajo el brazo del *uke* mientras se mueve hacia delante.

NOTA: Cómo aplicar *dai-ikkyo* y entrar.
Después de que haya roto la postura de su compañero con el giro amplio y *atemi*, armonícese con su intento de incorporarse, contrólele la muñeca y, desde ahí, emplee el bloqueo *dai-ikkyo* para tumbarlo en la colchoneta e inmovilizarlo.

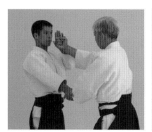
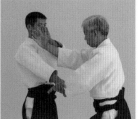

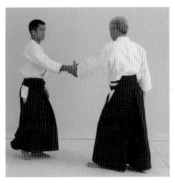 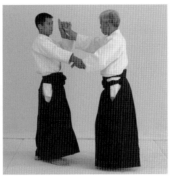

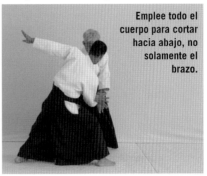

Corte hacia abajo el brazo de su compañero, no le atraiga hacia usted.

Emplee todo el cuerpo para cortar hacia abajo, no solamente el brazo.

2-3: En cuanto el *uke* intenta agarrar la muñeca del *tori*, éste realiza un amplio movimiento hacia dentro mientras aplica *atemi*.

4: Mientras realiza un giro grande, el *tori* corta hacia abajo en profundidad el brazo del *uke* y le conduce.

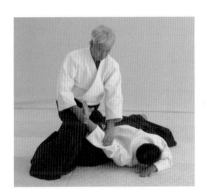 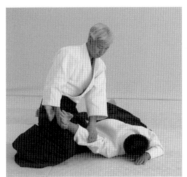 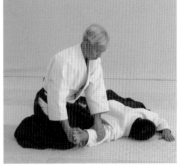

9-10: El *tori* controla el codo y la muñeca del *uke* y lo inmoviliza boca abajo.

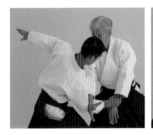 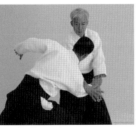 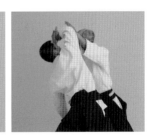

Asegúrese de que la postura de su compañero está completamente rota cuando le agarre la muñeca.

Controle la muñeca de su compañero con la misma mano.

Controle también el codo mientras entra y corta hacia abajo para inmovilizarlo.

GYAKU-HANMI KATATE-DORI DAI-IKKYO (URA)
Mientras gira el cuerpo, mantenga el centro de gravedad bajo
y corte hacia abajo con fuerza con la mano-espada

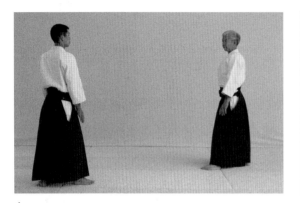

1

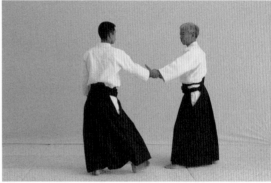

2-3: En cuanto el *uke* intenta agarrar la muñeca del
tori, éste entra por la parte exterior del *uke* mientras
aplica *atemi*.

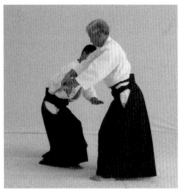

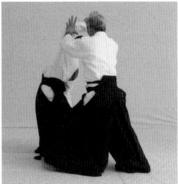

5-6: El *tori* agarra la muñeca y el codo del *uke*
para controlarlo y gira.

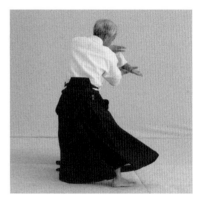

7-9: Mientras gira, el *tori* corta hacia
abajo el brazo del *uke*.

Emplee todo el cuerpo para cortar hacia abajo, no sólo los brazos.

En esta técnica *ura*, deslícese hacia la parte exterior de su compañero. Debe tener cuidado de armonizar el movimiento de entrada, el giro y el corte hacia abajo en una secuencia bien sincronizada. Recuerde, cuando corte hacia abajo no confíe solamente en la fuerza de los brazos, y emplee el centro de gravedad para moverse y controlar a su compañero.

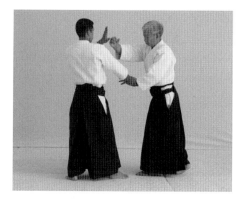 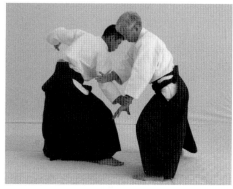

NOTA: Corte hacia abajo el brazo de su compañero mientras entra. No confíe en la fuerza del brazo, emplee el centro de gravedad para cortar hacia abajo y romper su postura.

4: El *tori* corta hacia abajo en profundidad el brazo del *uke* mientras entra.

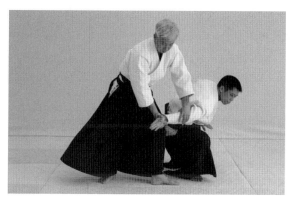 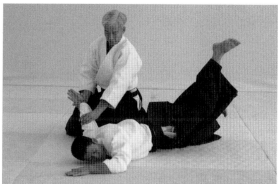

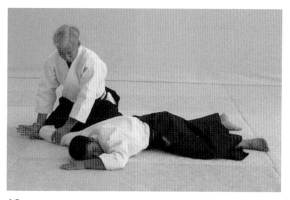

10: El *tori* inmoviliza al *uke* boca abajo.

SHOMEN-UCHI DAI-NIKYO (OMOTE)
Emplee la palma de la mano para aplicar un bloqueo firme en la muñeca de su compañero y controlarlo

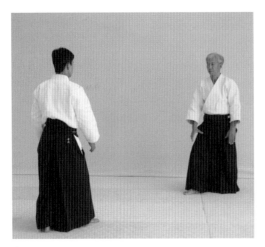

1: En posición *ai-hanmi*.

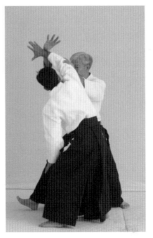

2: En cuanto el *uke* ataca, el *tori* efectúa medio paso hacia delante para entrar por la parte interior del *uke* mientras le controla el brazo.

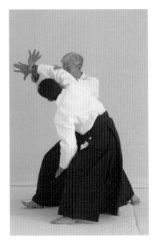

3: Mientras avanza hacia delante, el *tori* corta hacia abajo el brazo del *uke*.

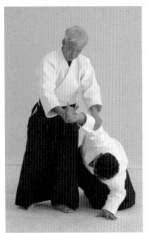

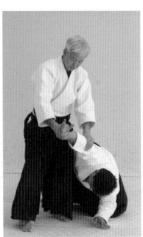

6-7: El *tori* avanza hacia delante.

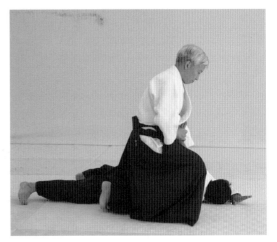

8: El *tori* se prepara para inmovilizar el brazo del *uke*.

Dai-nikyo es un método de entrenamiento para fortalecer las articulaciones de la muñeca.

El entrenamiento de *dai-nikyo* combina el entrenamiento de *dai-ikkyo* con el fortalecimiento de las articulaciones del codo, del hombro y, especialmente, de la muñeca. Hay algunas diferencias entre la versión *omote* y *ura* de la técnica.

Los puntos a tener en cuenta aquí son:

–Emplee la palma de la mano para sujetar la base de la muñeca de su compañero.

–Cuando inmovilice a su compañero en la colchoneta, mantenga una palma hacia arriba y con la otra ejerza una firme presión en el codo de su compañero.

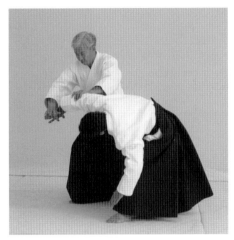

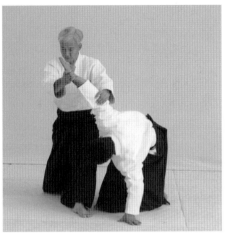

4-5: El *tori* emplea la palma de la mano para agarrar la base de la muñeca del *uke*, tal como se muestra.

Emplee el movimiento de rotación de toda la mano para controlar la muñeca de su compañero, asegurándose de mantener el contacto todo el tiempo.

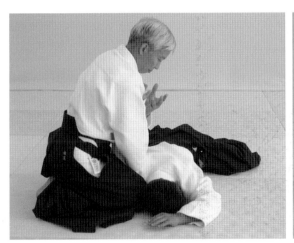

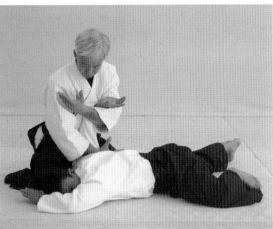

9: El *tori* inmoviliza firmemente el brazo del *uke* por el codo y la muñeca.

La foto 9 vista desde un ángulo distinto.

NOTA 1: Cómo torcer la muñeca en *dai-nikyo*.
Mantenga siempre el contacto con el brazo de su compañero, y no suelte el agarre mientras gira la palma de la mano. Sujete la base de la muñeca de su compañero con firmeza.

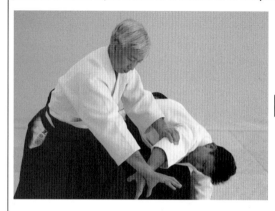

No pierda el contacto con el brazo de su compañero.

1

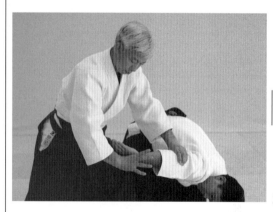

Emplee toda la palma de la mano para sujetar con firmeza la parte baja de la muñeca de su compañero.

2

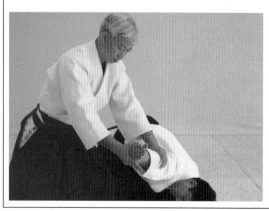

3: Dirija la fuerza hacia el dedo meñique y sujete con firmeza la muñeca de su compañero.

NOTA 2: Cómo inmovilizar en *dai-nikyo*.
Cuando su compañero esté boca abajo, coloque cada pierna a un lado de su hombro e inmovilícele la muñeca y el codo con un movimiento envolvente como el que se muestra.

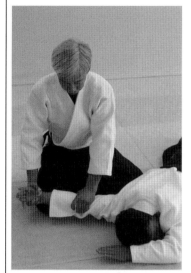

1

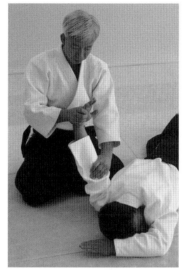

2

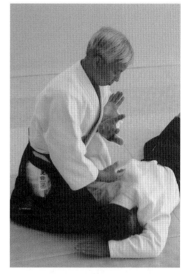

3: Cuando coloque las piernas a ambos lados del hombro de su compañero, una rodilla debe quedar cerca de las costillas, y la otra cerca de la base del cuello.

Coloque una rodilla contra sus costillas, y la otra contra la base de su cuello.

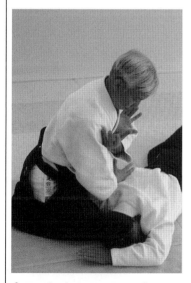

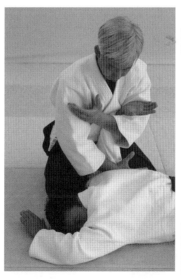

Mantenga la mano-espada superior con la palma de la mano hacia arriba, y la mano-espada de abajo presionada contra el codo de su compañero.

4: Emplee las manos-espada para mantener a su compañero sujeto a usted.

5: Emplee el centro de gravedad para inmovilizar a su compañero. Apóyese en los dedos de los pies.

SHOMEN-UCHI DAI-NIKYO (URA)

Bloquee la muñeca inferior de su compañero contra el hombro y emplee el centro de gravedad para controlarlo

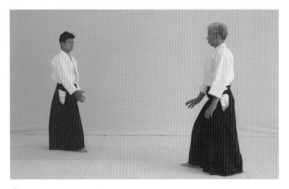

1: En posición *ai-hanmi*.

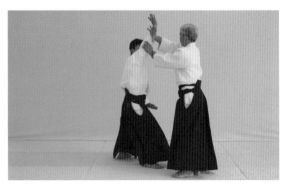

2-3: En cuanto el *uke* ataca, el *tori* entra por su lado.

> Igual que en las fotos 6 y 7, mantenga la muñeca de su compañero contra el hombro y aplique el bloqueo moviendo el centro de gravedad.

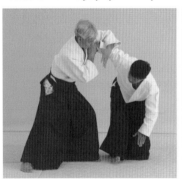

6-7: El *tori* se lleva la muñeca del *uke* contra el hombro y aplica el bloqueo.

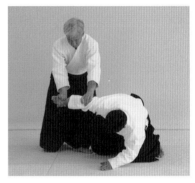

8-10: El *tori* gira, haciendo caer al *uke* sobre la colchoneta boca abajo, y lo inmoviliza.

Buenos y malos ejemplos de *dai-nikyo*

Ejemplo bueno: Lleve a su compañero hacia usted mientras aplica el bloqueo *nikyo*. Igual que en la foto 3, deberían estar el uno frente al otro y bien centrados.   O

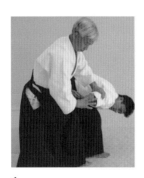

1

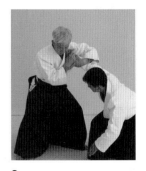

2

3

Emplee el agarre correcto en *dai-nikyo*.

En esta técnica es importante controlar la muñeca inferior de su compañero de la forma correcta. Además, cuando el bloqueo de la muñeca esté aplicado contra el hombro, el movimiento del centro de gravedad se usa para controlar y hacer caer al compañero.

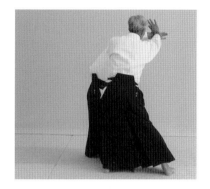 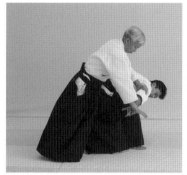 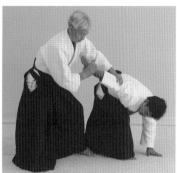

4-5: Mientras gira, el *tori* corta hacia abajo el brazo del *uke* y pasa al agarre *dai-nikyo*.

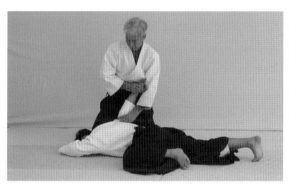 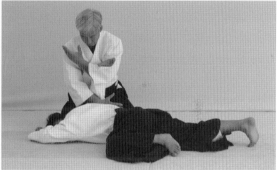

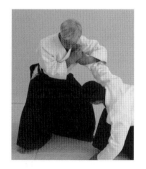

Ejemplo malo: Su compañero no se encuentra de cara a usted cuando intenta aplicar el bloqueo, y se convierte en una técnica de codo y no en lo que se intentaba.   X

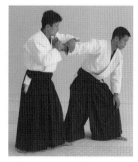 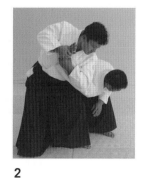

4   **1**   **2**

KATA-DORI DAI-NIKYO (OMOTE)

Durante el gran giro amplio no tire del brazo de su compañero

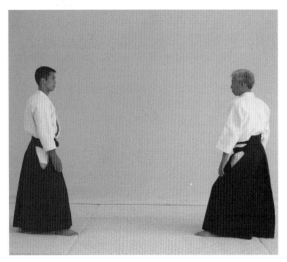

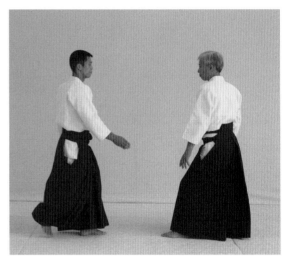

1: En postura *gyaku-hanmi*.

2

> NOTA: Cuando aplique el bloqueo en la muñeca de su compañero, manténgala contra su hombro. No emplee solamente las manos para aplicar el bloqueo, sino también los hombros.

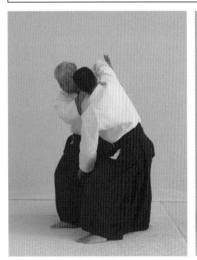

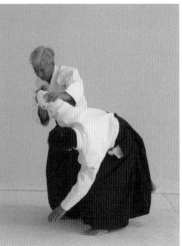

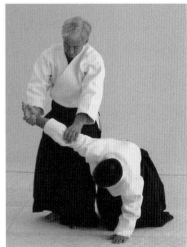

6-8: El *tori* aplica el bloqueo *nikyo* en la muñeca del *uke* y corta hacia abajo su brazo mientras se mueve hacia delante.

Armonice el movimiento de giro amplio con el corte hacia abajo de la mano-espada.

Ésta es una técnica para cuando su compañero le sujeta el hombro. En cuanto él intente sujetarlo, realice un gran giro amplio mientras aplica *atemi* para romperle la postura. Corte hacia abajo en profundidad su muñeca inferior, aplique un bloqueo *nikyo* y vuelva a cortar hacia abajo su brazo mientras se mueve hacia delante para inmovilizarle boca abajo.

> Igual que en las fotos 4-5, armonice su movimiento con el corte hacia abajo de la espada.

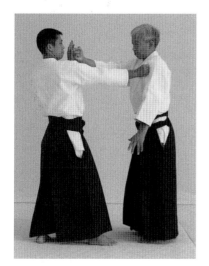 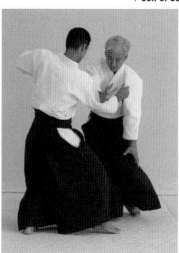

3: En cuanto el *uke* intenta sujetar el hombro del *tori*, éste aplica *atemi*.

4-5: Mientras realiza un giro amplio, el *tori* corta hacia abajo el brazo del *uke*.

> Tal como se ilustra en las fotos 4 y 5, emplee un gran giro amplio para romper la postura de su compañero y no le tire del brazo. Además, cuando realice el giro y corte hacia abajo el brazo, no pierda el equilibrio.

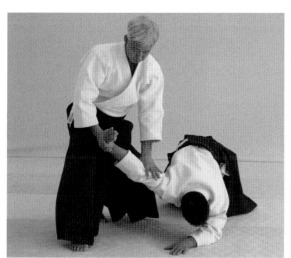 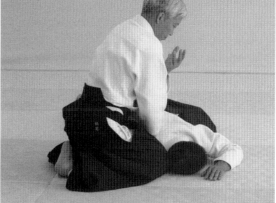

9-10: El *tori* inmoviliza al *uke* boca abajo en *nikyo*.

KATA-DORI DAI-NIKYO (URA)

Bloquee la muñeca de su compañero contra el hombro
y emplee todo el cuerpo para inmovilizarlo

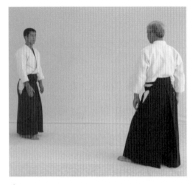 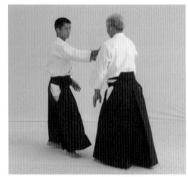

Realice el movimiento y el corte hacia abajo de la mano-espada con fluidez.

1: En posición *gyaku-hanmi*.

2-3: En cuanto el *uke* intenta sujetar el hombro del *tori*, éste aplica *atemi* mientras entra.

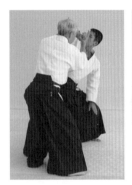 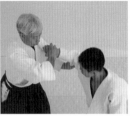 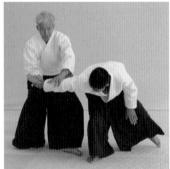 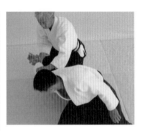

5-6: El *tori* aplica el agarre *nikyo* en el brazo del *uke* mientras gira y corta hacia abajo.

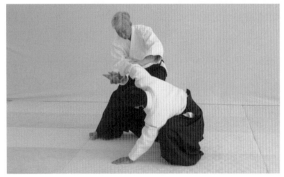 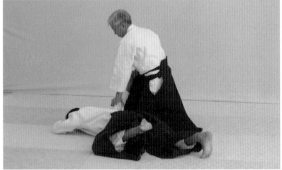

9-12: Mientras gira, el *tori* controla al *uke*, le hace caer boca abajo en la colchoneta y lo inmoviliza.

Armonice el movimiento del cuerpo y el corte hacia abajo de la mano-espada.

En las técnicas *omote* anteriores se realizaba un giro amplio hacia dentro, pero en esta técnica *ura* el movimiento y la inmovilización se realizan en diagonal hacia atrás. Igual que en la técnica *omote*, armonice el movimiento del cuerpo con el corte hacia abajo de la mano-espada en un movimiento suave y fluido. Además, cuando aplique el bloqueo *nikyo*, mantenga la muñeca de su compañero contra su hombro con firmeza y emplee todo el cuerpo para inmovilizarlo.

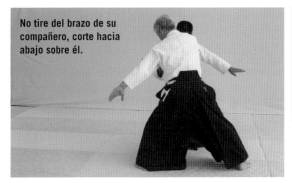
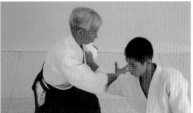

No tire del brazo de su compañero, corte hacia abajo sobre él.

4: El *tori* corta hacia abajo el brazo del *uke* desde fuera.

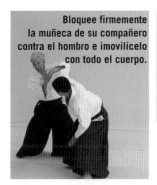
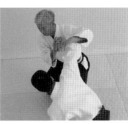
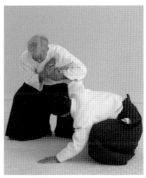
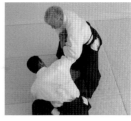

Bloquee firmemente la muñeca de su compañero contra el hombro e imovilícelo con todo el cuerpo.

7-8: El *tori* se coloca la muñeca del *uke* contra el hombro y aplica el bloqueo.

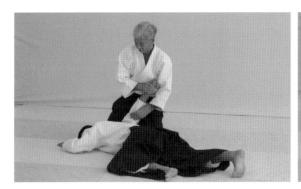
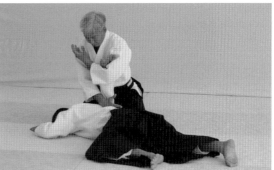

SHOMEN-UCHI DAI-SANKYO

Cuando aplique el bloqueo *dai-sankyo*, agarre la palma
de la mano de su compañero y empuje hacia arriba

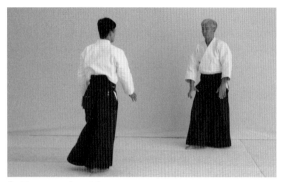

1: En posición *ai-hanmi*.

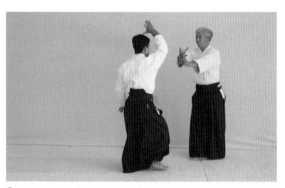

2: En cuanto el *uke* ataca, el *tori* entra.

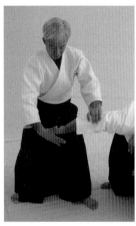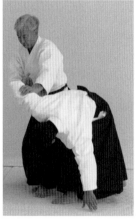

5-6: El *tori* agarra la palma de la mano del *uke*
y la empuja hacia arriba.

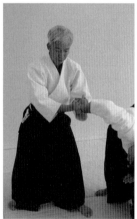
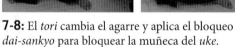

7-8: El *tori* cambia el agarre y aplica el bloqueo
dai-sankyo para bloquear la muñeca del *uke*.

Tenga cuidado con el agarre, el bloqueo y la inmovilización.

Dai-sankyo es una inmovilización por el brazo como *dai-ikkyo*, pero la manera de bloquear e inmovilizar la muñeca de su compañero es distinta a *dai-ikkyo*. *Dai-sankyo* estimula un grupo distinto de músculos.
En *dai-sankyo*:
–Realice el bloqueo, la entrada y el giro de forma correcta.
–Inmovilice a su compañero boca abajo.
–Cambie el agarre cuando le inmovilice el brazo.

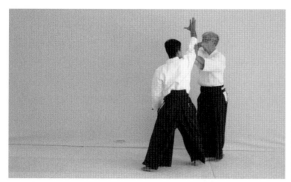 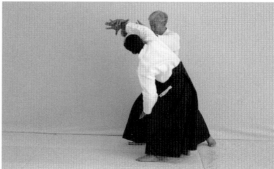

3-4: El *tori* controla el codo y la muñeca del tori, y le corta el brazo hacia abajo mientras se mueve hacia delante.

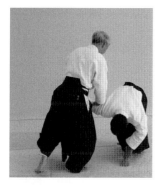 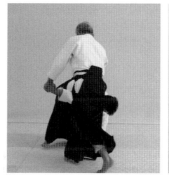

9: El *tori* da un paso hacia delante con el pie de delante e, inmediatamente, rota, controlando el brazo del *uke*.

10-11: El *tori* rota y se desplaza hacia atrás mientras corta hacia abajo el brazo del *uke*.

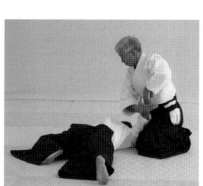 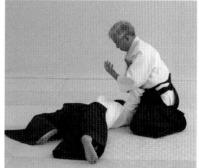

12-13: El *tori* tumba al *uke* boca abajo sobre la colchoneta y lo inmoviliza.

NOTA 1: Cómo aplicar el bloqueo *dai-sankyo*.
Para aplicar el bloqueo *dai-sankyo* con suavidad, gire la palma de la mano de su compañero y empújela hacia arriba, y luego cambie las manos de posición.

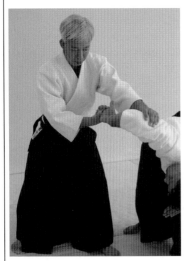 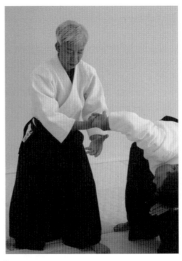 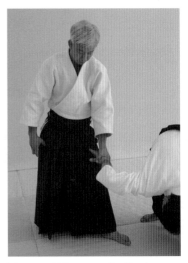

Gire la palma de la mano de su compañero y empuje hacia arriba.	La mano que antes controlaba el codo se emplea ahora para agarrar la palma por debajo y aplicar el bloqueo *dai-sankyo*.	Cuando el bloqueo está aplicado, corte hacia abajo y baje el hombro y el codo de su compañero.

NOTA 3: Inmovilización con *dai-sankyo*.

En la inmovilización por el brazo *dai-sankyo*, emplee el brazo con el que controlaba el codo de su compañero para agarrarle la muñeca por la parte de dentro y cambie el agarre, asegurándose de que le sujeta firmemente el hombro entre las rodillas. Cuando haya cambiado el agarre, debe girar con firmeza la muñeca de su compañero contra su pecho con una mano, y presionarle el codo con la otra mano, con la palma hacia arriba.

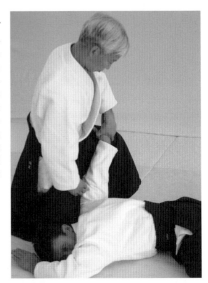

NOTA 2: Cómo derribar a su compañero en *dai-sankyo*.
Para pasar con suavidad del bloqueo *dai-sankyo* a la inmovilización *dai-sankyo*, debe girar de la forma adecuada y cortar hacia abajo. Si ejecuta este movimiento correctamente, la cabeza, el hombro y el codo de su compañero quedarán en línea recta.

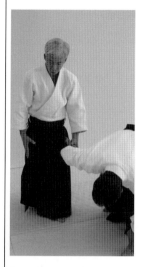 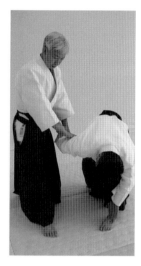 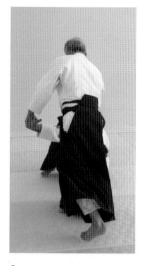 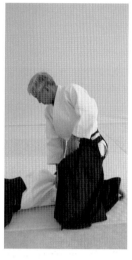

1: Dé un paso hacia delante.

2: Controle el codo de su compañero.

3: Rote sobre el pie de delante y lleve la cabeza de su compañero hacia delante.

4: Dé un paso hacia atrás y siéntese, haciendo caer a su compañero hacia delante.

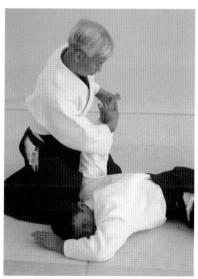

Tuérzale la muñeca e inmovilícele los hombros con firmeza.

Esta mano debe quedar con la palma hacia arriba, y debe presionarle el costado del cuerpo para inmovilizarlo.

La mano con la que controla el codo de su compañero debe ser la misma con la que le sujete y le tuerza la muñeca por la parte de dentro.

SHOMEN-UCHI DAI-SANKYO (URA)
Cuando aplique el bloqueo *dai-sankyo*, asegúrese
de que se encuentra en el lado exterior de su compañero

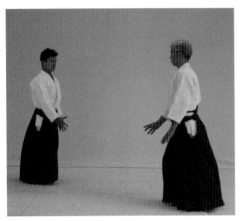 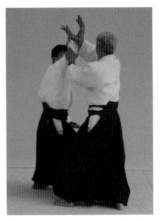 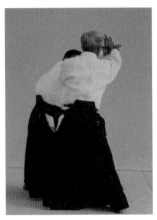

1: En posición *ai-hanmi*.

2: En cuanto el *uke* ataca, el *tori* entra por la parte exterior del *uke* y le controla el codo y la muñeca.

3-4: Mientras gira, el *tori* corta hacia abajo el brazo del *uke*.

En las fotos 7-9, corte hacia abajo el brazo de su compañero por su centro.

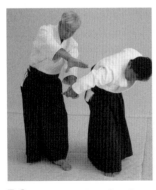 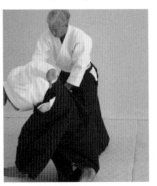 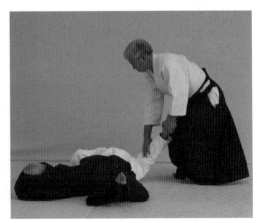

7-8: Mientras gira, el *tori* controla el codo del *uke* y corta hacia abajo.

9-11: El *tori* tumba al *uke* boca abajo sobre la colchoneta, cambia el agarre e inmoviliza firmemente al *uke* en *dai-sankyo*.

Corte hacia abajo el brazo de su compañero por su centro.

En esta versión *ura* de *dai-sankyo*, el bloqueo y la inmovilización se aplican de forma similar pero con un movimiento circular. Después del giro inicial, se realiza una entrada más y un giro mientras corta hacia abajo el brazo de su compañero para tumbarlo al suelo.

Puntos importantes:

–Cuando aplique el bloqueo *dai-sankyo*, asegúrese de que se encuentra en el lado exterior de su compañero.

–Cuando corte hacia abajo el brazo de su compañero, hágalo a través de su centro.

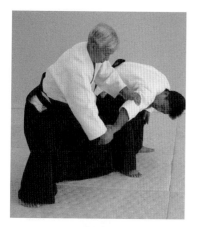

Entre por el lado de su compañero y aplique el bloqueo *dai-sankyo*.

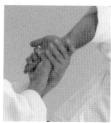

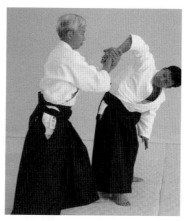

5: El *tori* aplica el bloqueo *dai-sankyo* en la muñeca del *uke* con la palma de la mano hacia arriba y un movimiento de empuje hacia arriba.

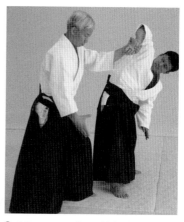

6: Mientras aplica el bloqueo *dai-sankyo*, el *tori* entra por el lado del *uke*.

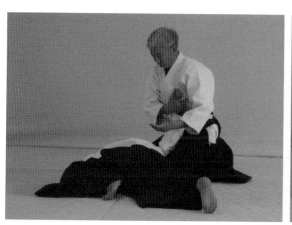

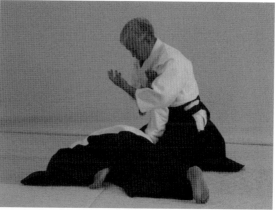

SHOMEN-UCHI DAI-YONKYO (OMOTE)

Concentre la fuerza en la base del dedo índice e inmovilice
a su compañero aplicándole presión en el pulso

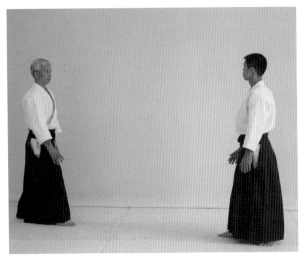

1: En posición *ai-hanmi*.

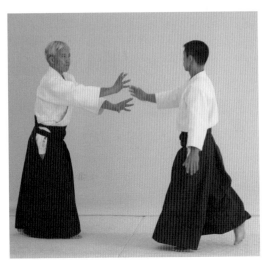

2-3: En cuanto el *uke* ataca, el *tori* emplea las
manos-espada para controlar el brazo de ataque.

NOTA: Cómo aplicar el bloqueo e inmovilización *dai-yonkyo*. Aplique presión en el pulso
de su compañero con la base del dedo índice. Mantenga con firmeza el brazo de su compañero
contra el cuerpo para inmovilizarlo.

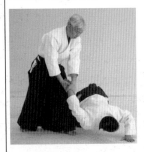

Emplee las dos manos
para inmovilizarlo
y permanezca cerca
de su cuerpo.

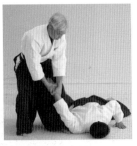

Emplee todo el cuerpo
para inmovilizar a su
compañero, no sólo
la fuerza del brazo.

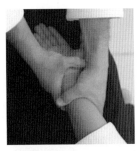

**Concentre la fuerza en la
base del dedo índice y podrá
inmovilizarlo con suavidad.**

No aplique presión solamente con el agarre: emplee todo el cuerpo.

Aquí, además del bloqueo por el brazo *dai-ikkyo*, se aplica presión en el punto débil de la muñeca. Éste es otro método de entrenamiento. En esta técnica no se aplica presión en las articulaciones, sino en los puntos débiles de la parte interior y exterior de la muñeca. Aplique la presión en la muñeca de su compañero con la base del dedo índice, y luego utilice esa presión con la fuerza de todo el cuerpo para inmovilizarlo.

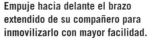
Empuje hacia delante el brazo extendido de su compañero para inmovilizarlo con mayor facilidad.

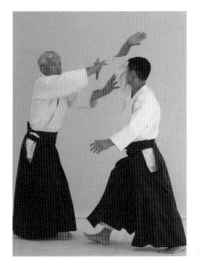

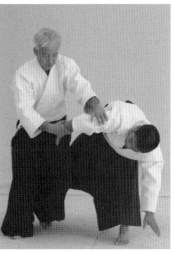

4: Mientras se desplaza hacia delante, el *tori* emplea las dos manos-espada para cortar hacia abajo las muñecas del *tori*.

5: El *tori* continúa moviéndose hacia delante, tumbando al *uke* sobre la colchoneta.

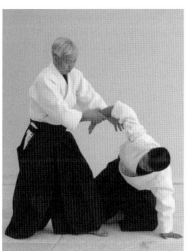

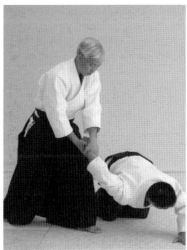

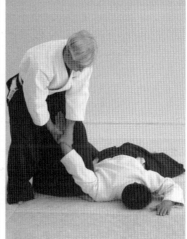

6-8: El *tori* agarra el pulso del *uke* mientras aplica presión con la base del dedo índice en el bloqueo *dai-yonkyo* para inmovilizarlo.

SHOMEN-UCHI DAI-YONKYO (URA)

Concentre la fuerza en la base del dedo índice y aplique presión en la parte exterior del pulso de su compañero

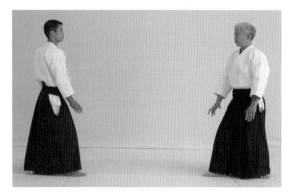

1: En posición *ai-hanmi*.

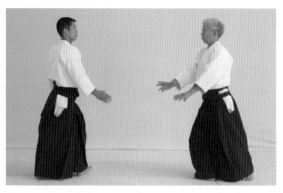

2: En cuanto el *uke* ataca, el *tori* entra por el lado del *uke* y le controla el codo y la muñeca.

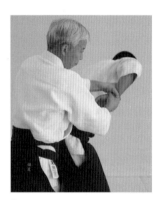

6: El *tori* aplica el bloqueo *dai-yonkyo* en la parte exterior del pulso del *uke* con un empujón hacia arriba.

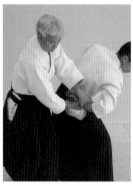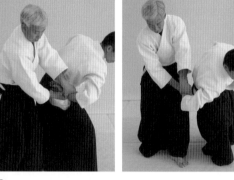

7-9: Mientras gira, el *tori* corta el brazo del *uke* hacia abajo completamente, tumbándole sobre la colchoneta.

10: El *tori* tumba al *uke* boca abajo sobre la colchoneta mientras aplica el bloqueo *dai-yonkyo* para inmovilizarlo.

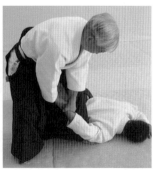

La foto 10 desde un ángulo distinto.

Emplee el centro de gravedad para controlar el hombro de su compañero.

Éste es el mismo bloqueo *dai-yonko* que el del ejemplo anterior, pero se aplica en la parte exterior de la muñeca del compañero. La localización de este pulso exterior es un poco más difícil de localizar que el pulso de la parte interior, así que hay que prestar atención. Emplee el centro de gravedad al igual que el agarre *dai-yonkyo* para realizar la inmovilización.

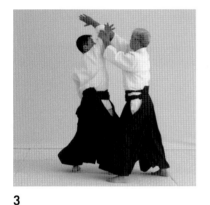 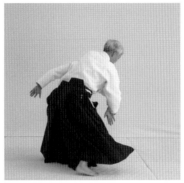 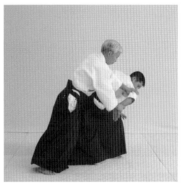

3

4-5: Mientras gira, el *tori* corta hacia abajo el brazo del *uke*.

NOTA: Cómo aplicar el bloqueo y la inmovilización *dai-yonkyo* en la técnica *ura*.

Bloqueo		Inmovilización	

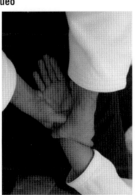 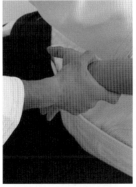 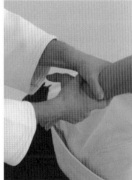

Coloque la mano con que controla el codo de su compañero sobre su pulso exterior.

Concentre la fuerza en la base del dedo índice para aplicar el bloqueo.

Coloque la base del dedo índice sobre el pulso exterior de su compañero y emplee todo el cuerpo para inmovilizarlo.

Mantenga las manos muy cerca; es más fácil inmovilizar al compañero si su codo está ligeramente doblado.

SHOMEN-UCHI KOTE-GAESHI

Cuando aplique el agarre *kote-gaeshi*, sujete la mano
con firmeza y no rompa la continuidad

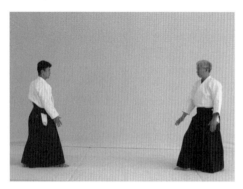

1: En la posición *ai-hanmi*.

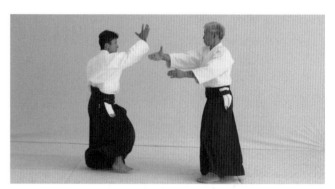

2-4: En cuanto el *uke* realiza el ataque, el *tori* entra por el lado del *uke* y le corta el brazo hacia abajo mientras gira.

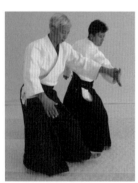

NOTA 1: Sujete con firmeza la parte exterior de la mano de su compañero, no rompa la continuidad y no se separe.

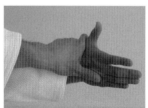

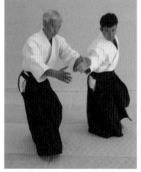

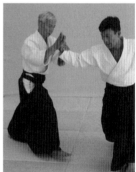

5-7: El *tori* aplica el bloqueo *kote-gaeshi* en la mano del *uke* mientras gira y lo conduce.

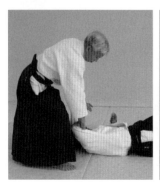

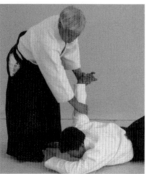

10-14: El *tori* inmoviliza al *uke* boca abajo, tal como se muestra.

Tal como se ilustra en las fotos 10-12, mantenga el cuerpo bien centrado mientras coloca a su compañero boca abajo.

Emplee el movimiento de entrada y el giro para romper por completo la postura de su compañero.

En esta técnica se combina una proyección con una inmovilización. Neutralice el ataque de su compañero con una buena entrada y un movimiento fluido, y luego aplíquele un bloqueo en las articulaciones e inmovilícele boca abajo.

En *shomen-uchi kote-gaeshi*, aplique un bloqueo en la parte posterior de la mano de su compañero y proyéctelo. No confíe solamente en el bloqueo: emplee la entrada, el giro y los movimientos del pie para romperle por completo la postura.

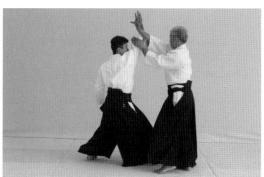 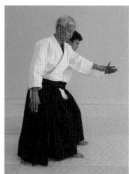

NOTA 2: Cuando aplique el bloqueo *kote-gaeshi*, armonice los movimientos del cuerpo para cortar hacia abajo por su centro.

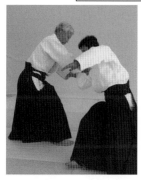 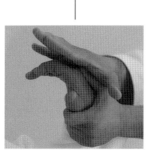 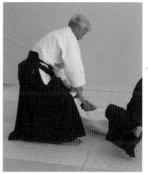

No intente proyectar lejos a su compañero: proyéctelo delante de usted.

8-9: El *tori* continúa moviéndose mientras aplica el bloqueo *kote-gaeshi*, corta hacia abajo y proyecta al *uke*.

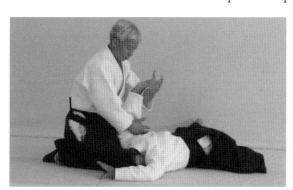 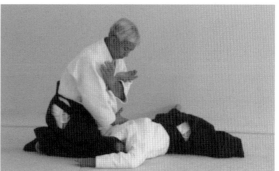

KATATE-DORI KOTE-GAESHI
Haga un uso pleno de las manos-espada para romper el agarre de su compañero

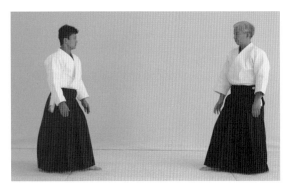

1: En posición *gyaku-hanmi*.

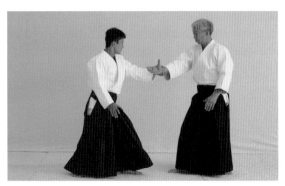

2-3: En cuanto el *uke* intenta agarrar la muñeca del *tori*, éste entra y gira, empleando las manos-espada en tijera para aprisionar la mano del *uke*.

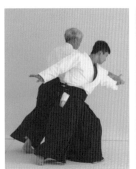
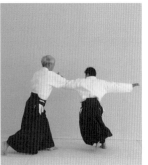
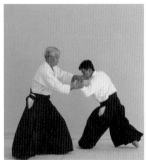
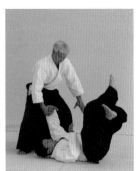

6-9: Mientras gira, el *tori* conduce al *uke* hacia abajo y lo proyecta.

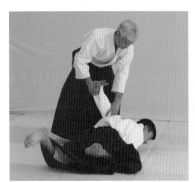
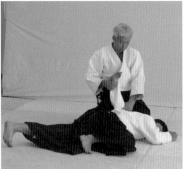
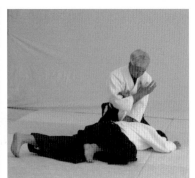

10-12: El *tori* inmoviliza al *uke* boca abajo.

No permita que su mano-espada libre pierda contacto con la mano de su compañero.

En esta técnica *katate-dori kote-gaeshi*, haga un uso pleno de las dos manos-espada para romper el agarre de su compañero en la muñeca. Luego gire, rómpale la postura, proyéctelo con un giro de muñeca e inmovílícelo boca abajo. Cuando emplee las dos manos-espada, asegúrese de que la mano-espada libre permanece en contacto con la parte exterior de la mano de su compañero. Además, es importante mantener esa mano cerca de su brazo mientras le aplica el agarre *kote-gaeshi*.

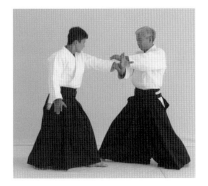 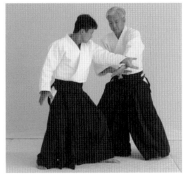 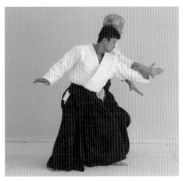

4-5: El *tori* se suelta del agarre del *uke* y emplea la mano-espada libre para agarrar la mano del *uke* en un bloqueo *kote-gaeshi*.

NOTA: Haga un uso pleno de las manos-espada para romper el agarre de su compañero. Cuando quiera romper el bloqueo de la muñeca, no emplee sólo la mano-espada de corte, utilice también la mano-espada que está sujeta moviéndola en el espacio entre los dedos pulgar e índice de su compañero.

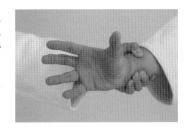

1: Su compañero le sujeta la muñeca.

| Corte sobre su mano.

Emplee el movimiento de las dos manos-espada para romperle el agarre.

No deje que la mano-espada libre pierda el contacto con el brazo de su compañero.

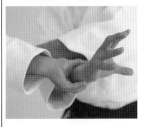 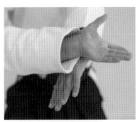 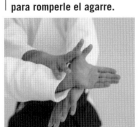 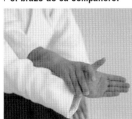

2-4: Gire la mano-espada que tiene sujeta hacia dentro mientras emplea la otra mano-espada para cortarle la mano, rompiendo así el agarre.

5: Después de romperle el agarre, mantenga la mano-espada libre contra su brazo.

TSUKI KOTE-GAESHI
Contra un ataque con estocada,
debe girar con un movimiento poderoso

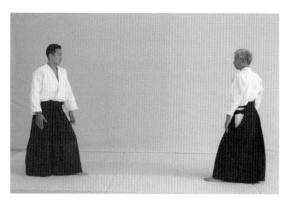

1: En posición *ai-hanmi*.

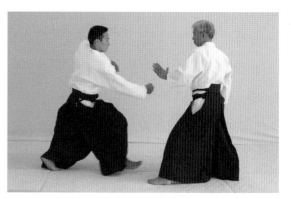

2-3: En cuanto el *uke* lanza la estocada, el *tori* entra por el lado exterior del *uke* y le aplica el bloqueo *kote-gaeshi* en la mano.

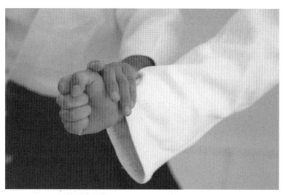

4-5: El *tori* aplica el bloqueo *kote-gaeshi* y gira, conduciendo al *uke*.

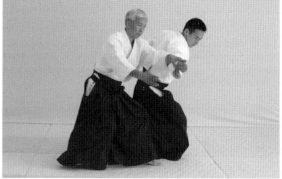

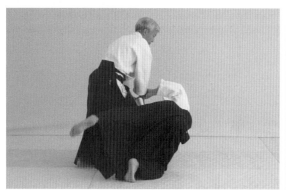

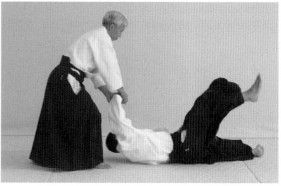

9-11: El *tori* inmoviliza al *uke* boca abajo y aplica un bloqueo de brazo definitivo.

Emplee un giro para romper la postura de su compañero y, luego, proyéctelo con *kote-gaeshi*.

Contra un ataque con estocada, en esta técnica *tsuki kote-gaeshi*, controle el brazo de su compañero con la mano-espada, entre y gire para romperle la postura y proyectarlo; luego, inmovilícelo boca abajo. Es importante entrar y girar con suavidad alrededor de su estocada para romperle la postura y derribarlo.

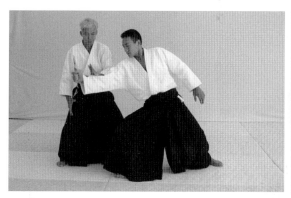

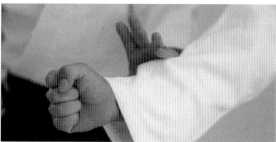

Para poder controlar la muñeca de su compañero en los siguientes movimientos, es muy importante entrar limpiamente, evitando por completo su estocada.

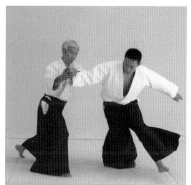 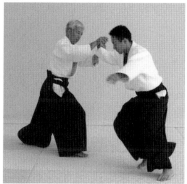 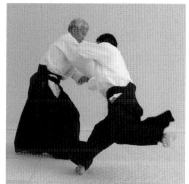

6-8: El *tori* da un paso largo y proyecta al *uke* con *kote-gaeshi*.

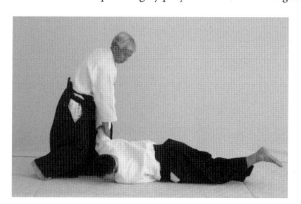

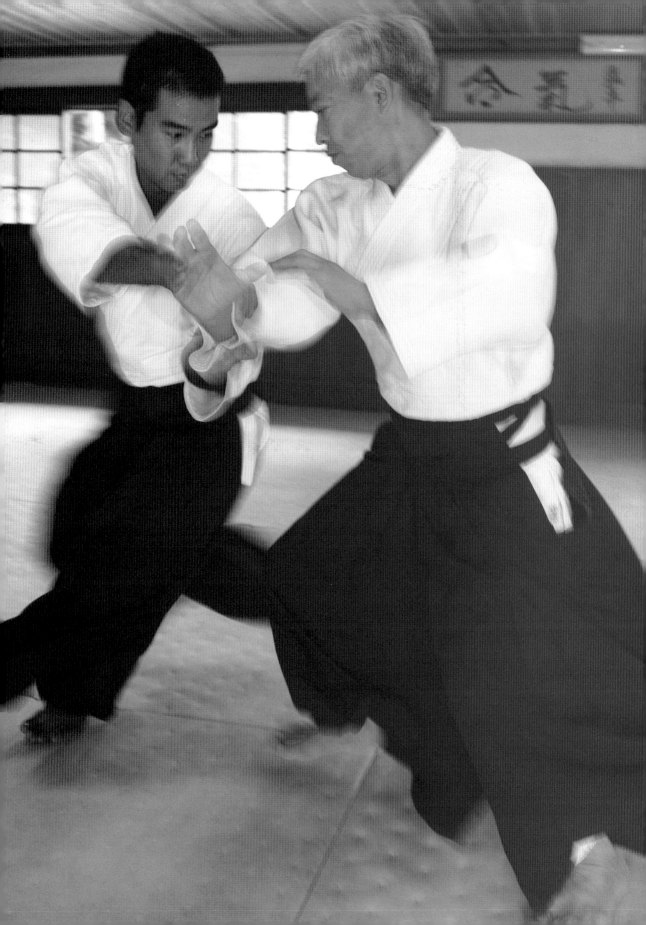

CAPÍTULO 4

Adquirir habilidad en las variaciones básicas

YOKOMEN-UCHI IRIMI-NAGE
Realice el giro amplio, emplee las manos-espada y lleve a cabo los movimientos de entrada con toda la suavidad posible

Realice un corte amplio con la mano-espada para facilitarse la entrada.

En *yokomen-uchi irimi-nage* usted controla el golpe de ataque *yokomen* de su compañero mientras realiza un giro amplio; empújele la mano con la mano-espada, entre y gire, y rómpale la postura para proyectarlo.

Aquí la clave consiste en mantenerse en movimiento durante la entrada y el giro, y no quedarse inerte.

–Realice un giro amplio mientras corta hacia abajo contra el ataque *yokomen* de su compañero.

–Realice un corte amplio en su brazo de ataque para entrarle por el lado, y quédese de cara en la misma dirección que él.

–Entre por el lado de su compañero mientras le controla el cuello.

Realice estas tres acciones con un movimiento suave y fluido, sin interrumpirlo.

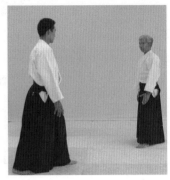

1: En posición *ai-hanmi*.

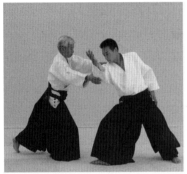 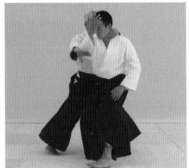 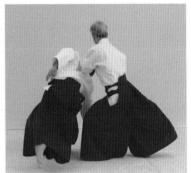

4-6: El *tori* emplea la mano-espada de *atemi* para realizar un corte amplio en el brazo del *uke*, le entra por fuera y le controla por el cuello.

NOTA: Realice un giro amplio mientras corta hacia abajo el brazo de su compañero y, luego, realice un corte amplio con la mano-espada para entrar. Si no lo realiza con un movimiento suave, le será difícil conducir a su compañero.

Realice el giro amplio y emplee las manos-espada al mismo tiempo y con un movimiento fluido.

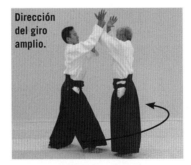

Dirección del giro amplio.

1: Controle el ataque de su compañero con la mano-espada mientras realiza un giro amplio y corta hacia abajo.

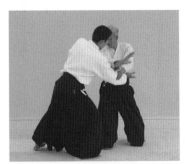

2: Realice un corte amplio con la mano-espada en el brazo de su compañero.

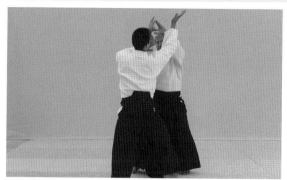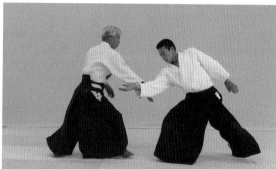

2-3: En cuanto el *uke* ataca, el *tori* aplica *atemi* mientras realiza un gran giro amplio hacia dentro, corta hacia abajo el brazo del *uke* y lo conduce.

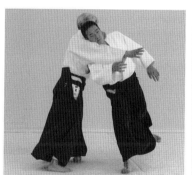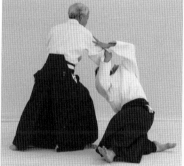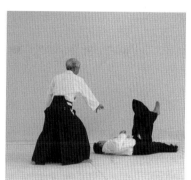

7-9: El *tori* avanza hacia delante mientras corta hacia abajo para proyectar al *uke*.

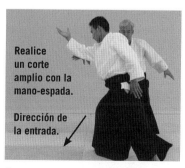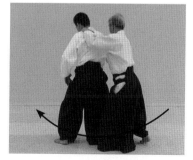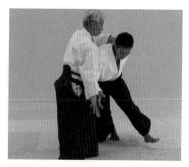

Realice
un corte
amplio con la
mano-espada.

Dirección de
la entrada.

3: Después del corte amplio, quédese de cara en la misma dirección que su compañero, facilitando la entrada por su lado.

4: Entre por el lado de su compañero.

5: Gire para conducir a su compañero.

HANMI-HANTACHI KATATE-DORI SHIHO-NAGE

En las proyecciones en postura sentada, haga pleno uso de los pies para entrar y girar

Armonice la entrada y el movimiento de las manos-espada.

Aquí su compañero ataca de pie mientras usted permanece sentado. Su compañero le agarra la muñeca desde arriba y usted emplea una proyección *shiho-nage*.
Los puntos importantes son:
–No confíe solamente en la fuerza de los brazos cuando levante las manos-espada: emplee toda la fuerza del movimiento hacia delante.
–Cuando realice el giro de corte, no pierda el equilibrio y gire deprisa realizando un movimiento amplio.
–Cuando proyecte desde una postura sentada, no extienda el brazo de su compañero hacia delante: emplee el giro del cuerpo para tumbar a su compañero cerca de sus rodillas.

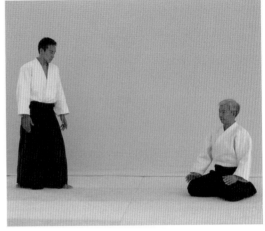

1: El *uke* está de pie y en diagonal delante del *tori*, que está sentado en *seiza*.

> Tal como se ilustra en las fotos 4-8, no extienda el brazo de su compañero hacia delante: proyéctelo realizando un giro con el cuerpo y cortando hacia abajo cerca de la rodilla.

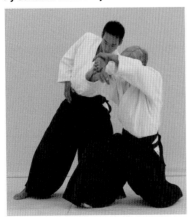 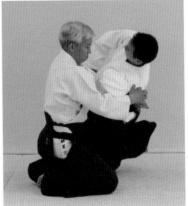 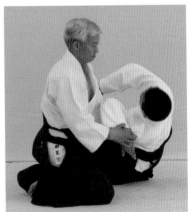

4-8: El *tori* corta hacia abajo la muñeca del *uke* mientras se desliza hacia delante, y lo proyecta.

> Cuando realice el giro, no pierda el equilibrio y muévase deprisa en un movimiento amplio. Si sólo se gira a medias, no será capaz de proyectar bien a su compañero.

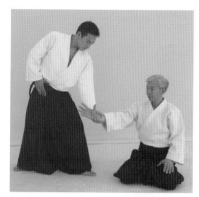

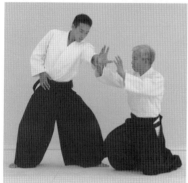

La fuerza del movimiento hacia delante.

La fuerza de la mano-espada levantada.

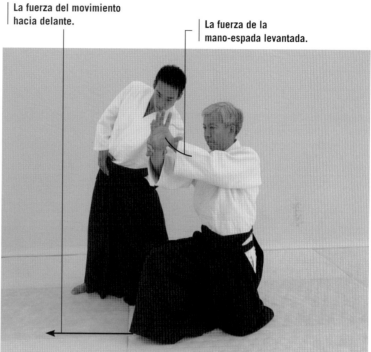

2-3: En cuanto el *uke* intenta agarrar la muñeca del *tori*, éste entra por el lado del *uke* mientras levanta la mano-espada.

Armonice el movimiento hacia delante con el movimiento hacia arriba de la mano-espada. Si confía solamente en la fuerza de la mano-espada, no se moverá bien.

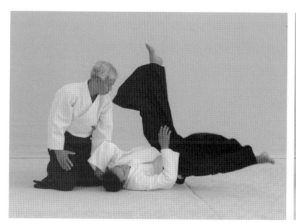

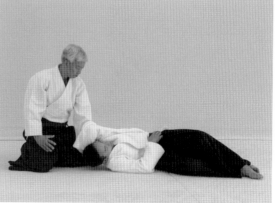

HANMI-HANTACHI RYOTE-DORI SHIHO-NAGE (OMOTE)
Entre en profundidad hacia delante y por debajo
de los brazos de su compañero como si fuera a levantarlo

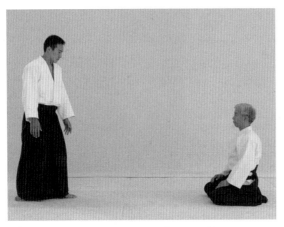

1: El *uke* está de pie, el *tori* está frente a él en *seiza*.

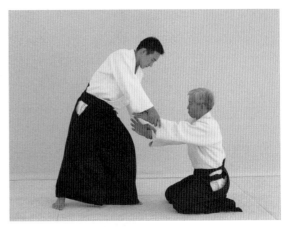

2: El *uke* agarra las dos muñecas del *tori*
por delante.

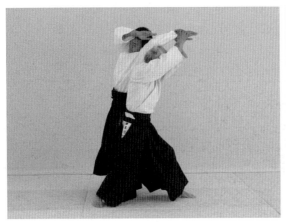

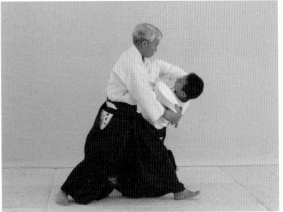

5-7: El *tori* da un paso hacia delante mientras corta hacia abajo la muñeca del *uke* para proyectarlo.

Realice un gran giro para colocarse de cara en la dirección opuesta.

Aquí su compañero le agarra las dos muñecas por delante. Este ataque es muy fuerte, así que usted necesita realizar movimientos más grandes que en los ejemplos anteriores, en los que se sujetaba una mano. Es importante que entre con un paso profundo como si fuera a levantar el brazo de su compañero. Si su movimiento es demasiado superficial, cuando vaya a levantarse se encontrará bloqueado por el brazo de su compañero. Asegúrese de darse la vuelta en dirección a la espalda de su compañero y de cortar hacia abajo de la forma correcta.

Emplee la fuerza del movimiento de entrada (hacia delante) y de la parte inferior del cuerpo para levantar los brazos.

Asegúrese de que queda frente a la espalda de su compañero después del giro.

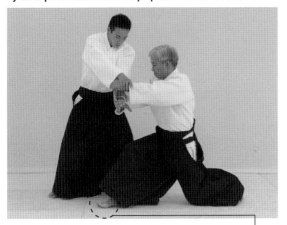

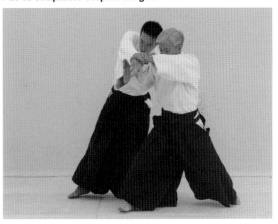

3: El *tori* emplea las manos-espada para conducir al *uke*.

4: El *tori* levanta las manos-espada y gira.

NOTA: Entre en profundidad, como si fuera a levantar los brazos de su compañero. Si su entrada es demasiado superficial, cuando intente levantarse se encontrará bloqueado por los brazos de su compañero.

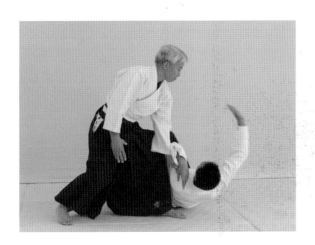

HANMI-HANTACHI RYOTE-DORI SHIHO-NAGE (URA)
Rote sobre el pie de entrada manteniendo
el centro de gravedad bajo

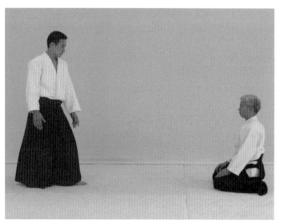

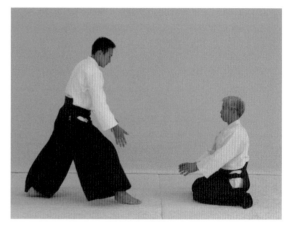

1: El *uke* está de pie; el *tori* está frente a él en *seiza*.

2

> Mueva los brazos y el cuerpo
> en una línea directa.

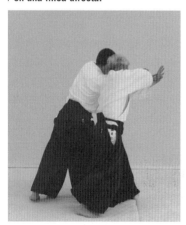

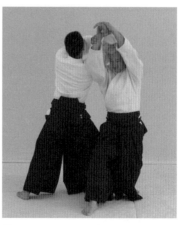

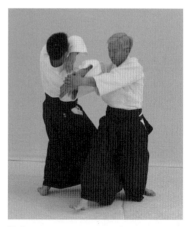

5: El *tori* conduce las dos muñecas del *uke* en cuanto ha terminado de ponerse en pie.

6: Mientras rota las manos-espada, el *tori* realiza un giro completo.

7-9: El *tori* avanza, corta hacia abajo y proyecta al *uke*.

Realice un gran giro para llevar a cabo la proyección.

En esta técnica *ura*, emplee el pie de delante como eje cuando gire y mantenga el centro de gravedad bajo. Si este pie no tiene estabilidad, no será capaz de rotar bien y es probable que pierda el equilibrio a mitad del giro. Asegúrese de realizar un giro completo y de quedar frente a la espalda de su compañero cuando termine.

| Muévase en cuanto su compañero le agarre las muñecas. | Mantenga el centro de gravedad en el pie de delante. Cuando se ponga en pie y gire, este pie será su eje. |

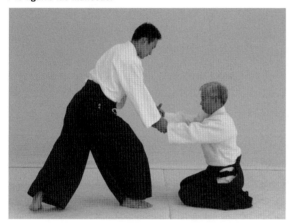 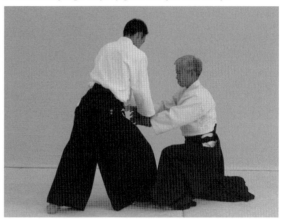

3-4: En cuanto el *uke* intenta agarrar las muñecas del *tori*, éste entra por la parte exterior del *uke*.

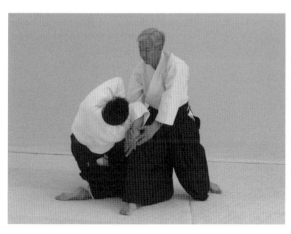 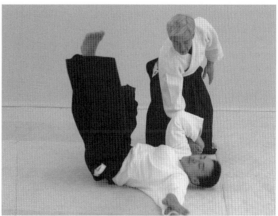

SHOMEN-UCHI KAITEN-NAGE
Entre directamente por el lado exterior de su compañero con suavidad, evitando su ataque

Controle la parte alta del cuello de su compañero y su muñeca para proyectarlo en *kaiten-nage*.

En esta técnica, controle el ataque *shomen* de su compañero sujetándole la muñeca y la nuca mientras gira en *kaiten-nage*. Armonice su movimiento inicial de entrada con el ataque de su compañero: esto es importante. Si no entra directamente y por completo hasta el costado de su compañero, romperá el fluir de la técnica.

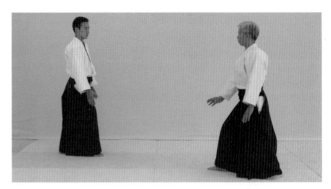

1: En posición *ai-hanmi*.

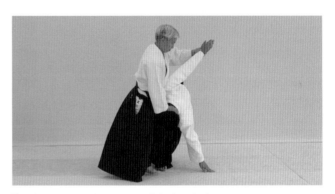

5: El *tori* agarra la muñeca del *uke* y lo hace girar y caer.

NOTA: Es decisivo que entre directamente por el lado exterior de su compañero en cuanto él le ataque. Si no lo hace así, le será muy difícil responder al ataque. Además, asegúrese de emplear el agarre correcto en la muñeca de su compañero y en la parte alta del cuello cuando corte hacia abajo.

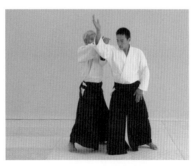

1: En cuanto su compañero ataque, entre directamente; si no entra con la profundidad suficiente, no podrá controlarle el brazo.

Empuje hacia abajo la parte alta del cuello de su compañero para romper su postura.

Contrólele la muñeca y empújela hacia atrás.

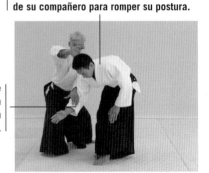

2: Armonice los movimientos contra la muñeca de su compañero y contra la parte alta de su cuello para romperle la postura.

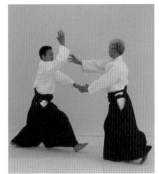 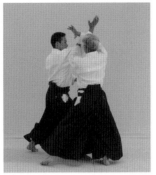

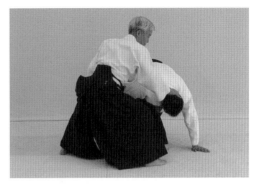

2-3: En cuanto el *uke* ataca, el *tori* entra por la parte exterior del *uke*.

4: El *tori* corta hacia abajo la muñeca del *uke* mientras le controla la parte alta del cuello.

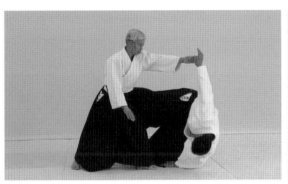 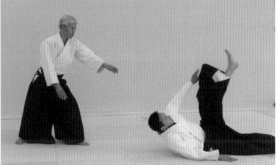

6-7: El *tori* avanza y proyecta al *uke*.

Cuando le empuje el brazo hacia atrás, hágalo por la muñeca.

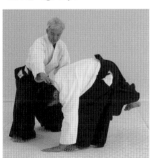 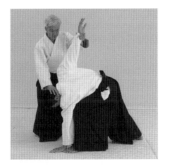

3: Después de haberle empujado el cuello hasta abajo, agárrele correctamente la muñeca.

4: Empuje a su compañero por la parte alta del cuello y hágalo girar.

YOKOMEN-UCHI DAI-IKKYO (OMOTE)

Deslice la mano-espada por el brazo de su compañero hacia arriba y, luego, corte hacia abajo mientras le controla el codo

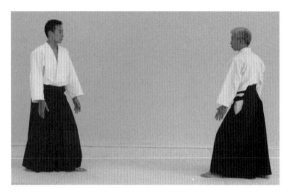

1: En posición *ai-hanmi*.

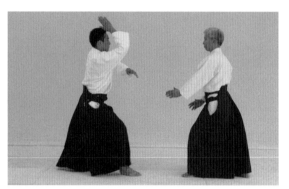

2: En cuanto el *uke* ataca, el *tori* levanta los brazos.

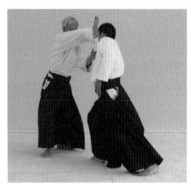

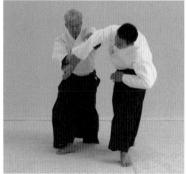

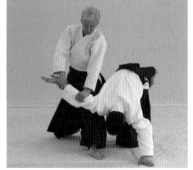

6-8: El *tori* desliza la mano-espada hacia arriba, levantando el brazo del *uke*, y luego corta hacia abajo ese mismo brazo mientras controla el codo del *uke* y se desplaza hacia delante.

NOTA: Emplee la mano-espada para subir y bajar el brazo de su compañero.

Desde el *atemi* hasta la inmovilización final, emplee la mano-espada en un movimiento deslizante para mover el brazo de su compañero hacia arriba mientras le controla el codo.

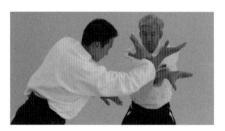

1: Coloque la mano-espada de *atemi* debajo de la muñeca de su compañero después de cortar hacia abajo.

– Realice el cambio de corte de la forma correcta.

En esta técnica *yokomen-uchi dai-ikkyo*, usted neutraliza el ataque *yokomen* de su compañero con un giro amplio mientras aplica *atemi*, le hace subir el brazo y, luego, corta hacia abajo para inmovilizarlo sobre la colchoneta.

Aquí, el punto más importante consiste en realizar la transición de las manos-espada de la forma correcta. Emplee la mano-espada de *atemi* para hacerle subir el brazo y contrólele el codo con la otra mano-espada con un suave movimiento cruzado. Si esto se realiza de la forma correcta, podrá romper la postura de su compañero y, luego, cortar hacia abajo e inmovilizarle con suavidad.

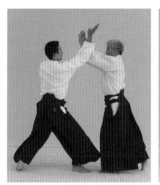 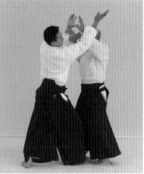 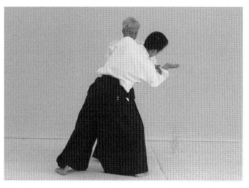

3-4: El *tori* entra por la parte interior del *uke* mientras realiza un giro amplio y aplica *atemi*.

5: El *tori* corta hacia abajo en profundidad el brazo de ataque del *uke* y lo conduce.

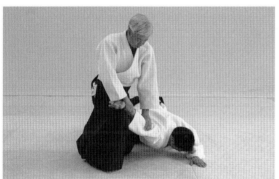 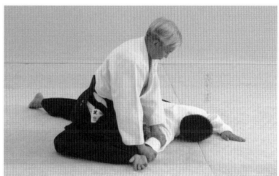

9-10: El *tori* inmoviliza al *uke* boca abajo.

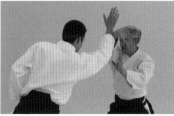 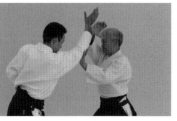 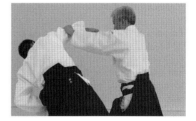

2-3: Deslice hacia arriba la mano-espada levantando, así, el brazo de su compañero.

4: Contrólele el codo.

YOKOMEN-UCHI DAI-IKKYO (URA)
Armonice las manos-espada con el giro
en un movimiento fluido y suave

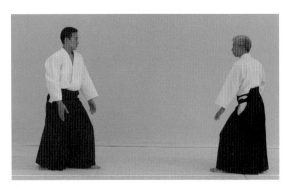

1: En posición *ai-hanmi*.

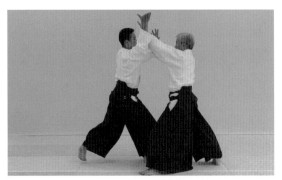

2-3: En cuanto el *uke* ataca, el *tori* entra por
el lado exterior del *uke* mientras le controla el brazo de
ataque con una mano-espada y aplica *atemi* con la otra.

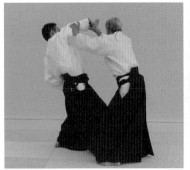
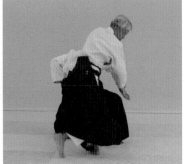
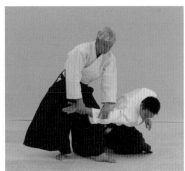

6-8: El *tori* corta hacia abajo el brazo del *uke* mientras gira.

**NOTA: El cambio de posición de las
manos-espada después de la entrada**

Después de entrar por el costado
de su compañero, el cambio de la
mano-espada y el control del codo
son iguales que en la técnica *omote*,
pero se realiza un giro de inmediato
mientras corta hacia abajo el brazo
del compañero. Si el cambio de la
mano-espada y el giro no se hacen al
mismo tiempo, se romperá el flujo de
la técnica.

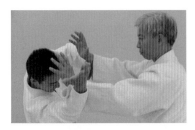

1: Entre y controle el golpe
yokomen de su compañero con
una mano-espada mientras aplica
atemi con la otra.

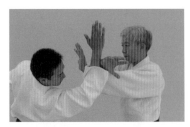

2: Coloque la mano-espada
de *atemi* debajo de la muñeca
de su compañero.

Emplee las manos-espada para levantar el brazo de su compañero, controlarle el codo y, luego, corte hacia abajo.

A diferencia de la técnica anterior, que empleaba un giro amplio hacia dentro, en esta técnica *ura* usted entra por la parte exterior de su compañero mientras aplica *atemi*, cambia la posición de las manos-espada y gira. El cambio de las manos-espada y el control del codo son iguales que en la técnica *omote*, pero aquí se añade un inmediato giro hacia fuera. Si no armoniza las manos-espada y el giro, el flujo de la técnica se romperá y su movimiento será torpe.

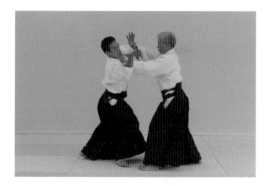 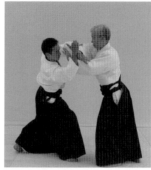 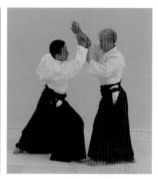

4-5: El *tori* empuja hacia arriba el brazo del *uke* mientras le controla el codo.

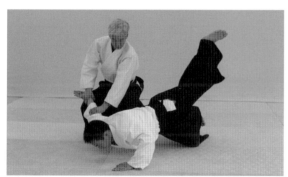 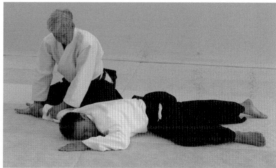

9-10: El *tori* inmoviliza al *uke* boca abajo sobre la colchoneta.

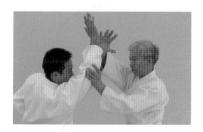 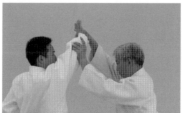 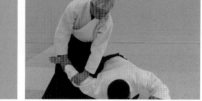

3: Empuje el brazo de su compañero hacia arriba deslizando la mano-espada mientras le controla el codo.

4-5: Mientras gira, corte hacia abajo el brazo de su compañero. En las fotos 1-5, fíjese en la suavidad de la transición.

MOROTE-DORI DAI-NIKYO (OMOTE)
Levante la mano-espada mientras mueve
los pies en diagonal hacia delante

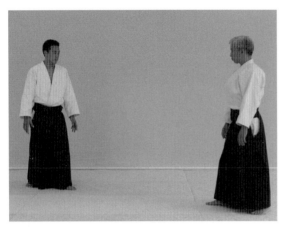

1: En posición *gyaku-hanmi*.

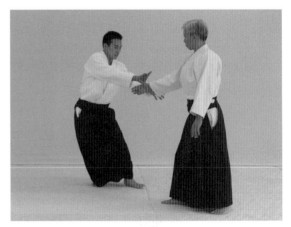

2-3: El *uke* entra y agarra el brazo del *tori*
con las dos manos.

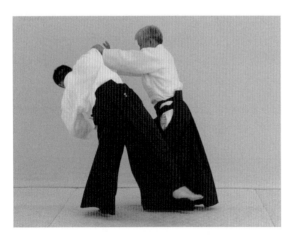

5: Mientras corta hacia abajo el brazo del *uke*,
el *tori* le aplica el bloqueo *dai-nikyo* en la muñeca.

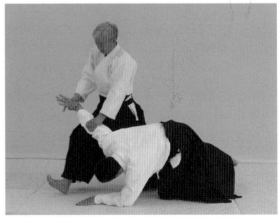

6-7: El *tori* tumba al *uke* boca abajo
sobre la colchoneta y lo inmoviliza en *dai-nikyo*.

Cuando el compañero le agarra el brazo con las dos manos.

Cuando el compañero le agarra el brazo con las dos manos, eso se llama *morote-dori*. En esta técnica *dai-nikyo*, haga un uso completo de las manos-espada cuando el compañero lo agarre y muévase hacia delante para aplicar el bloqueo *dai-nikyo*. Rompa la postura de su compañero abriendo hacia un lado y haga un uso pleno de las manos-espada mientras se mueve con suavidad.

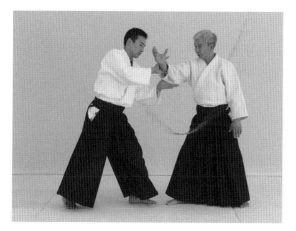

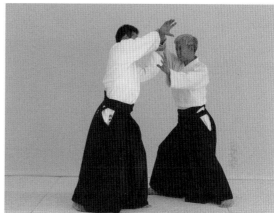

4: El *tori* se abre en diagonal y hacia delante mientras levanta la mano-espada y controla el codo del *uke*.

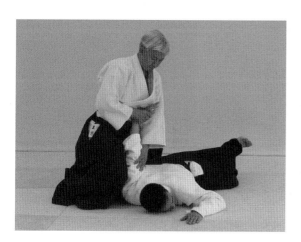

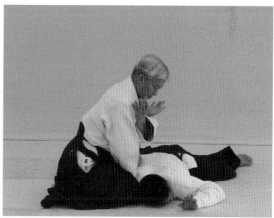

8

Vocabulario

Morote-dori: Cuando su compañero le agarra un brazo con las dos manos.
Ryote-dori: Cuando su compañero le agarra los dos brazos. Cuando le agarra las dos muñecas, se llama *ryotekubi-dori*.

MOROTE-DORI DAI-NIKYO (URA)

Armonice el movimiento del cuerpo con el corte
hacia abajo de la mano-espada para aplicar el bloqueo

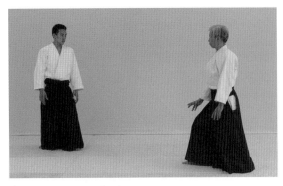

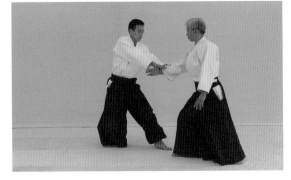

1: En posición *gyaku-hanmi*.

2

**Asegúrese de doblar el codo
de su compañero; si no, el bloqueo
dai-nikyo no será efectivo.**

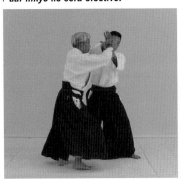

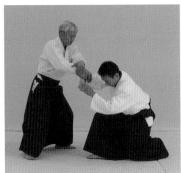

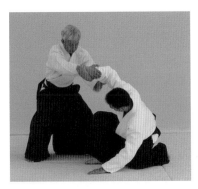

5-6: Mientras gira, el *tori* corta hacia abajo y aplica
el bloqueo *dai-nikyo* en la muñeca del *uke*.

7-8: Mientras sigue girando, el *tori*
corta hacia abajo el brazo del *uke*.

NOTA: Antes de aplicar el bloqueo
dai-nikyo, emplee el movimiento de la
mano-espada para doblar el brazo de su
compañero. Si su brazo está recto, el
bloqueo *dai-nikyo* no funcionará. Si su
brazo no está doblado, tendrá que aplicar
una variación de bloqueo en el codo.

Emplee el movimiento de la mano-espada para doblar el codo de su compañero.

En esta técnica *morote-dori nikyo*, armonice el giro del cuerpo y las manos-espada para bloquear e inmovilizar la mano-espada de su compañero. Cuando aplique el bloqueo *dai-nikyo*, es importante que utilice el movimiento de la mano-espada para doblar el codo de su compañero. No permita que el compañero se suelte del agarre, y emplee las dos manos para aplicar el bloqueo.

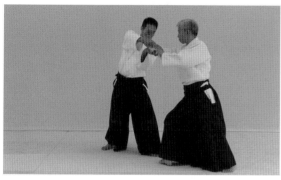 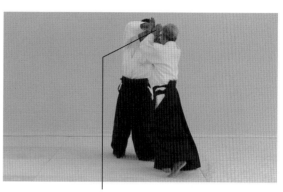

3-4: En cuanto el *uke* intenta agarrar el brazo del *tori* con las muñecas, el *tori* entra por el lado exterior del *uke* mientras levanta los brazos y le aplica el bloqueo *dai-nikyo* en la muñeca.

Asegúrese de controlar la muñeca de su compañero con la mano y la mano-espada; si no lo hace, su compañero podrá esquivar con facilidad el corte hacia abajo.

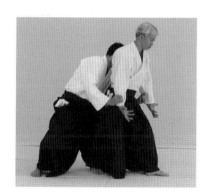 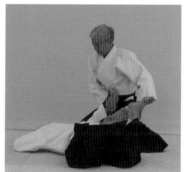

9-10: El *tori* tumba al *uke* boca abajo sobre la colchoneta y lo inmoviliza con *dai-nikyo*.

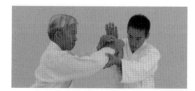 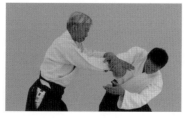 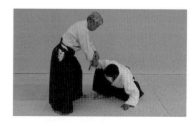

Emplee la mano-espada para cortar hacia abajo en profundidad.

Armonice el movimiento para doblar el codo de su compañero con el corte hacia debajo de la mano-espada.

No levante los codos.

USHIRO RYOTEKUBI-DORI DAI-SANKYO (OMOTE)
Como si se cargara a su compañero a la espalda,
levante las manos-espada y láncelo fuera

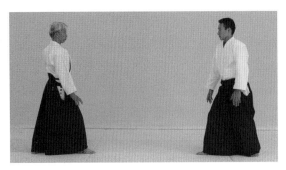

1: En posición *ai-hanmi*.

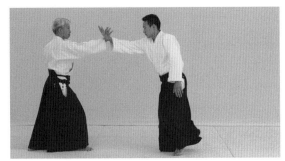

2-4: El *uke* corta hacia abajo la mano-espada del *tori* mientras se coloca detrás del *tori* y le agarra las dos muñecas.

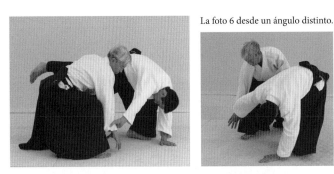

6: El *tori* da un paso hacia atrás con el pie de delante y aplica el bloqueo *dai-sankyo* en la muñeca del *uke*.

La foto 6 desde un ángulo distinto.

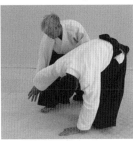

Mantenga el bloqueo *dai-sankyo* en la muñeca del *uke* durante todo el ejercicio.

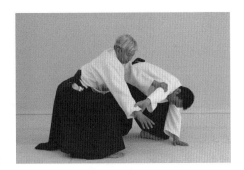

7-10: Mientras continúa aplicando el bloqueo *dai-sankyo*, el *tori* corta hacia abajo el codo del *uke* mientras gira.

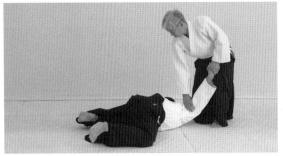

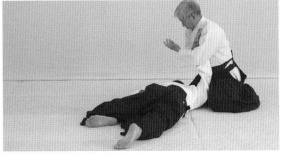

11-12: El *tori* da otro paso hacia atrás mientras corta con la mano-espada, tumba al *uke* boca abajo sobre la colchoneta y lo inmoviliza con *dai-sankyo*.

Deje que su compañero le agarre las muñecas con firmeza.

Esta técnica se emplea cuando su compañero le ha agarrado las muñecas con firmeza desde detrás. La base de esta técnica son los movimientos circulares, en espiral, de las manos-espada. Cuando su compañero le agarre las muñecas por detrás, levante bien alto las manos-espada, imaginando que tiene el pecho de él contra la espalda. Su compañero debe sujetarle las muñecas con firmeza; si él lo suelta, usted no podrá practicar la técnica de forma correcta.

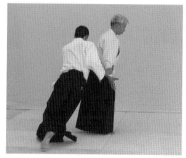 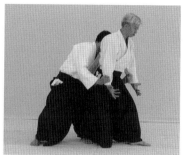 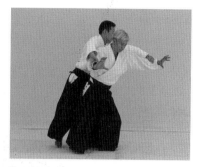

5: El *tori* levanta las manos-espada.

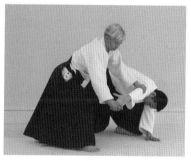 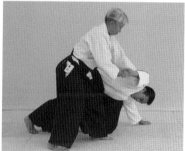 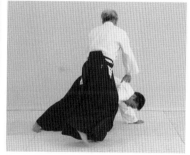

NOTA: Cómo levantar las manos-espada.

Cuando esté sujeto firmemente por las dos muñecas desde detrás, levante los brazos, atrayendo el pecho de su compañero a su espalda.

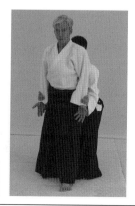

Su compañero le agarra las muñecas con firmeza desde detrás.

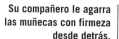

Asegúrese de que su compañero le sujeta las muñecas con firmeza; esto es esencial para una práctica correcta.

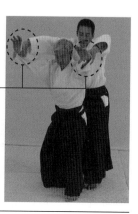

Acerque el pecho de su compañero a su espalda levantando las manos-espada.

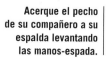

USHIRO RYOTEKUBI-DORI DAI-SANKYO (URA)

Entre por el lado de su compañero y aplique *dai-sankyo*

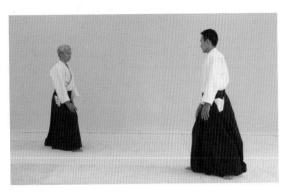

1: En posición *ai-hanmi*.

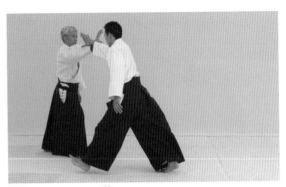

2-3: El *uke* corta hacia abajo la muñeca del *tori* y agarra las muñecas del *tori* desde detrás.

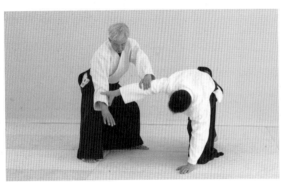

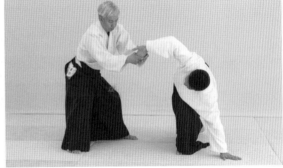

5-6: El *tori* da un paso hacia atrás con el pie de delante mientras corta hacia abajo con las dos manos de espada y aplica el bloqueo *dai-sankyo* en la muñeca del *uke*.

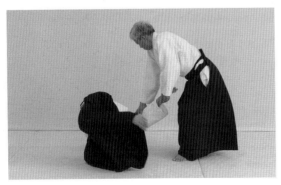

10

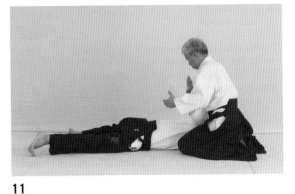

11

Eemple el poder de la respiración en las dos manos-espada para romper la postura de su compañero.

En la versión *ura* de esta técnica, levante primero las dos manos-espada y, luego, corte hacia abajo mientras entra por el lado de su compañero. Gire para romperle la postura, túmbelo boca abajo sobre la colchoneta e inmovilícelo. Esta técnica *ura* tiene muchas cosas en común con la versión *omote*, pero el bloqueo *dai-sankyo* se aplica por la parte interior del brazo de su compañero, así que no permita que se aparte demasiado. En resumen, la versión *omote* tiene un movimiento hacia delante y un giro, y la versión *ura* tiene un movimiento hacia un lado y un giro.

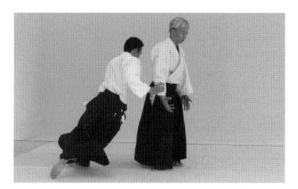

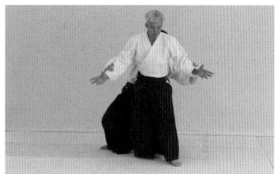

4: El *tori* levanta las dos manos-espada.

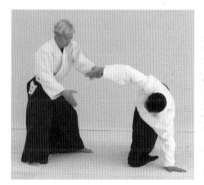

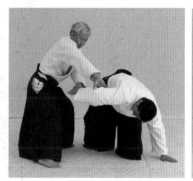

7-8: El *tori* controla el codo del *uke* mientras gira y entra por el lado del *uke*.

8-11: El *tori* continúa girando mientras corta hacia abajo el brazo del *uke*. El *tori* inmoviliza el rostro del *uke* sobre la colchoneta, presiona la mano-espada del *uke* contra su pecho, le sujeta el brazo y lo inmoviliza.

Asegúrese de aplicar el bloqueo *dai-sankyo* en la muñeca de su compañero mientras se encuentra a su lado; si él se aparta de usted, no podrá inmovilizarlo.

YOKOMEN-UCHI DAI-YONKYO (OMOTE)
Corte hacia abajo mientras realiza un gran giro amplio con un movimiento suave y guíe completamente a su compañero

Controle el golpe *yokomen* de su compañero con las manos-espada y condúzcalo con firmeza.

En esta técnica *yokomen-uchi dai-yonkyo*, usted conduce a su compañero realizando un giro amplio hacia dentro mientras corta hacia abajo su brazo de ataque. Luego, emplea la mano-espada para empujarle el brazo hacia arriba, corta hacia abajo para romperle la postura y lo inmoviliza boca abajo mientras le aplica el bloqueo *dai-yonkyo*. Aquí la clave está en que el giro amplio y el corte hacia abajo se realicen con suavidad para conducir a su compañero en un flujo de movimiento continuo. Si no lo conduce por completo, la distancia será demasiado grande y no podrá conducirle hasta la siguiente secuencia de la técnica. Armonice el movimiento de las manos-espada y el giro amplio para conducir a su compañero hasta el final.

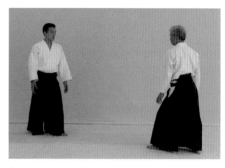

1: En posición *ai-hanmi*.

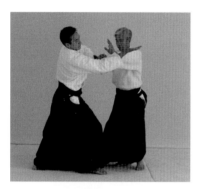

4: Mientras realiza el giro amplio, el *tori* corta hacia abajo el brazo del *uke* y lo conduce.

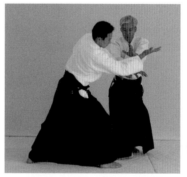

5-6: El *tori* desliza la mano-espada hacia arriba por el brazo del *uke* mientras le controla el codo.

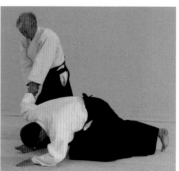

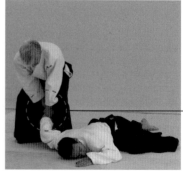

9-10: El *tori* inmoviliza al *uke* boca abajo mientras le aplica la inmovilización *dai-yonkyo* en la muñeca.

Igual que en las fotos 8-4, realice el *atemi*, el movimiento de entrada y la conducción de su compañero en un flujo de movimiento continuo. Si no lo hace así, no podrá controlarlo de la forma adecuada en el siguiente movimiento porque la distancia será demasiado grande.

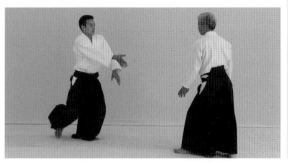

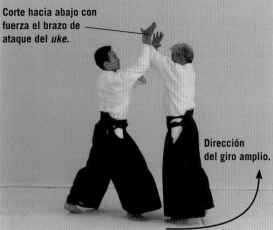

Corte hacia abajo con fuerza el brazo de ataque del *uke*.

Dirección del giro amplio.

2-3: En cuanto el *uke* ataca, el *tori* entra por el lado interior del *uke* mientras aplica *atemi* y realiza un gran giro amplio.

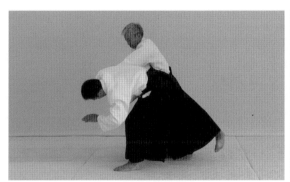

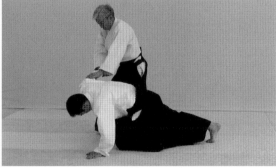

7-8: El *tori* corta hacia abajo el brazo del *uke* mientras se mueve hacia delante.

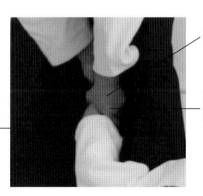

Aplíquele el bloqueo en el pulso

Concentre la fuerza en la base del dedo índice y emplee todo el cuerpo para presionarle el pulso.

YOKOMEN-UCHI DAI-YONKYO (URA)

Empuje a su compañero muy hacia abajo y, luego, aplique el bloqueo *dai-yonkyo*

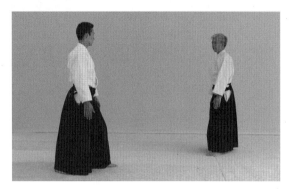

1: En posición *ai-hanmi*.

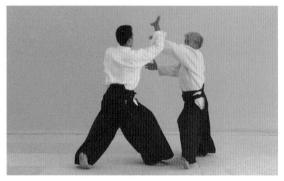

2-3: En cuanto el *uke* ataca, el *tori* entra por el lado exterior del *uke* mientras aplica *atemi* y controla el brazo de ataque del *uke*.

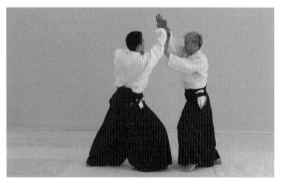

5: El *tori* corta hacia abajo el brazo derecho del *uke* mientras gira.

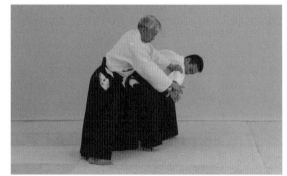

6: El *tori* aplica el bloqueo *dai-yonkyo* en la parte exterior de la muñeca del *uke* y empuja hacia arriba el brazo del *uke*.

Aplique el cambio de agarre del bloqueo *dai-yonkyo* en el costado de su compañero.

Cambie el agarre para aplicar *dai-yonkyo* en la parte exterior del agarre de su compañero.

El punto clave en esta técnica *ura* consiste en cortar hacia abajo a fondo el brazo de su compañero para hacerle bajar mucho el cuerpo y, luego, aplicarle el bloqueo *dai-yonkyo*. Si se aplica el bloqueo demasiado arriba, su compañero podrá responder con facilidad al ataque. Asegúrese de cambiar el agarre por la parte exterior de su compañero.

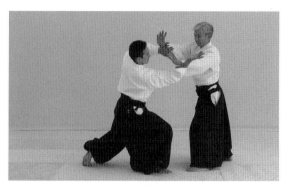

| Entre en profundidad contra los ataques *yokomen*.

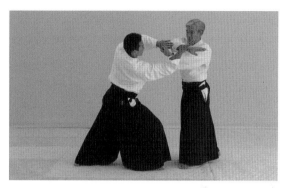

4: El *tori* desliza el brazo-espada hacia arriba mientras le controla el codo.

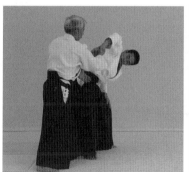

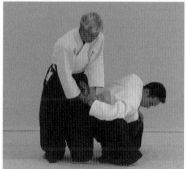

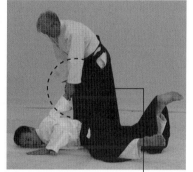

7-9: El *tori* continúa cortando hacia abajo, tumbando al *uke* sobre la colchoneta. El *tori* inmoviliza al *uke* con *dai-yonkyo*.

| Emplee todo el cuerpo para aplicar presión en la inmovilización.

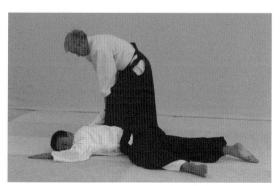

10

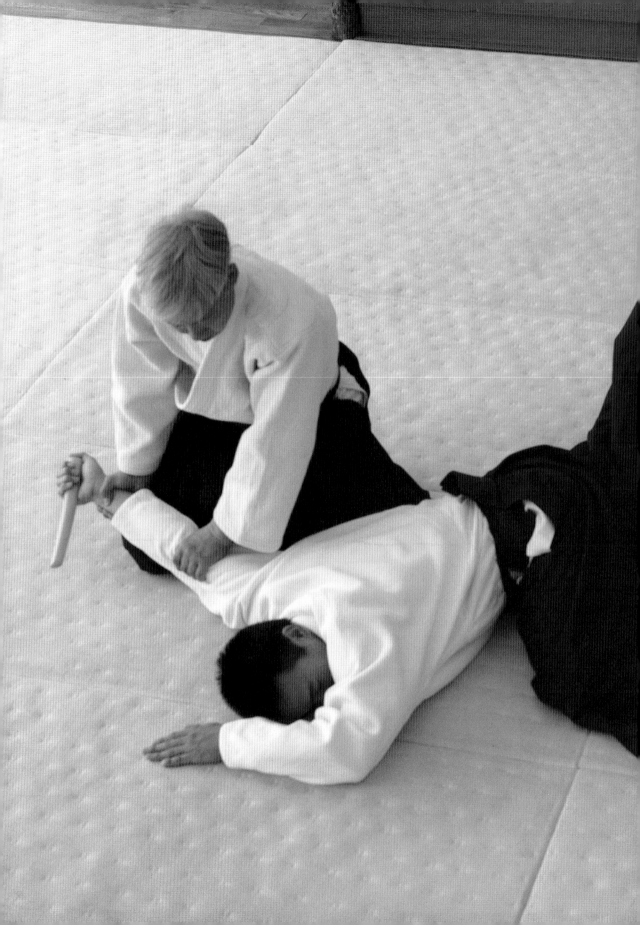

CAPÍTULO 5

Adquirir habilidad en la técnica aplicada: métodos de entrenamiento avanzados

MOROTE-DORI KOKYU-NAGE 1
Emplee el cuerpo de forma flexible y proyecte a su compañero dinámicamente

Mantenga un flujo de movimiento contínuo desde el giro inicial hasta la proyección.

En las técnicas *kokyu-nage*, la mente, la técnica y el cuerpo tienen que estar unificados; manifieste el poder natural que se genera de esta forma a través de las manos-espada para proyectar a su compañero. En esta versión de *kokyu-nage*, desde el giro inicial hasta la proyección final, su movimiento debe ser suave y fluido.

Armonice el giro, el impulso de su compañero y el corte hacia abajo de la mano-espada para proyectar a su compañero. No se tense: mantenga todo el cuerpo flexible y muévase dinámicamente.

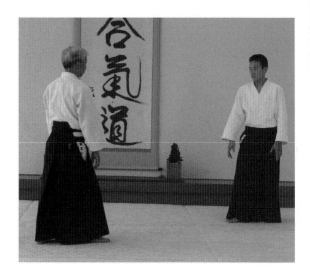

1: En posición *ai-hanmi.*

Arrastre a su compañero delante.

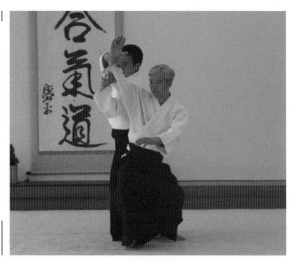

No deje que su compañero rompa el agarre, láncelo por el aire apoyándose en el pie de detrás.

4-6: Mientras gira, el *tori* corta hacia abajo y hacia delante con un gran paso hacia delante para proyectar al *uke.*

Tal como se ilustra en las fotos 3 y 4, armonice el movimiento del cuerpo y el corte hacia abajo de la mano-espada en un movimiento suave. Arrastre a su compañero delante, armonice el movimiento del pie con ese flujo y corte hacia abajo para proyectarlo.

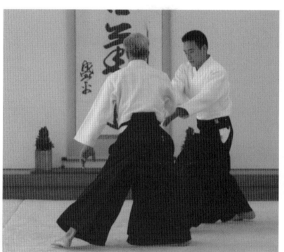 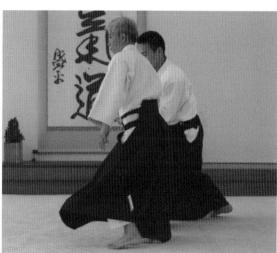

2-3: En cuanto el *uke* intenta agarrar el brazo del *tori* por el lado, éste entra por el lado exterior del *uke* mientras levanta las manos-espada.

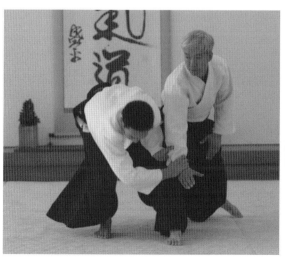 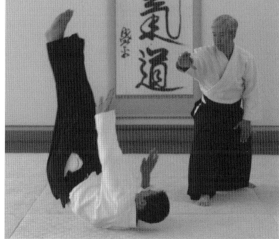

Proyecte dinámicamente con todo el cuerpo.

MOROTE-DORI KOKYU-NAGE 2
Armonice el movimiento del cuerpo con el de las manos-espada

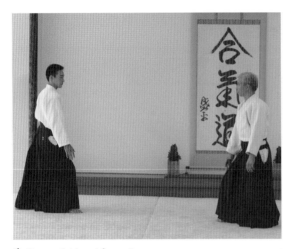

1: En posición *ai-hanmi*.

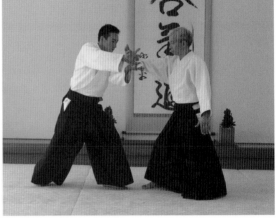

2

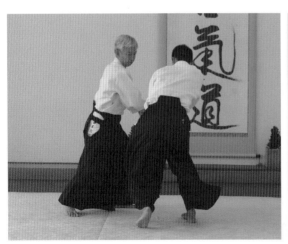

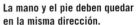

La mano y el pie deben quedar en la misma dirección.

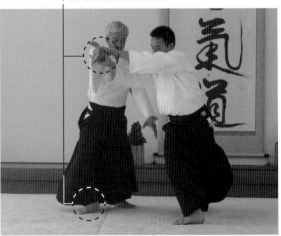

5-6: El *tori* emplea la mano-espada para cortar hacia abajo por el lado interior del *uke* mientras se abre con el pie de delante y conduce al *uke*.

Emplee la mano-espada libre para cortar profundamente por el lado interior de su compañero.

El punto clave en esta técnica de *kokyu-nage* consiste en realizar la entrada, el giro amplio, la entrada por el lado interior de su compañero y el corte hacia abajo de la proyección en un movimiento libre y fluido. Además, la mano-espada libre que se coloca debajo de los brazos de su compañero debe llegarle hasta los codos. Si su compañero tiene los codos extendidos, será lanzado hacia delante, la dirección adecuada.

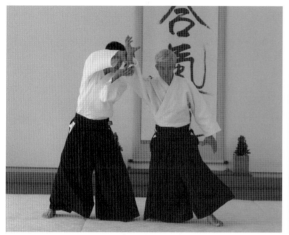

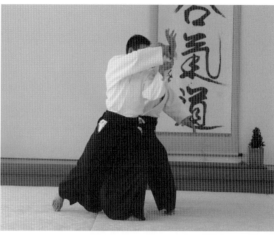

3-4: En cuanto el *uke* intenta agarrar el brazo del *tori*, éste le entra por el lado exterior mientras gira y levanta las manos-espada.

Tal como se ilustra en las fotos 3-6, la entrada, el giro y la apertura del cuerpo deben armonizarse con el movimiento de las manos-espada en un flujo fluido.

NOTA: Asegúrese de que tiene la mano-espada extendida por debajo del codo de su compañero, y por la parte de dentro, cuando lo proyecta.

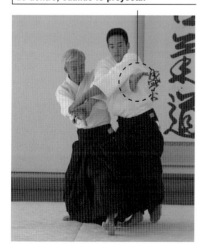

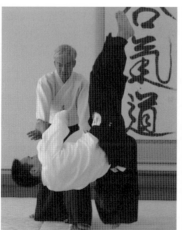

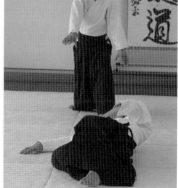

7: La mano-espada libre debe controlar el codo de su compañero desde debajo.

8-9: El *tori* da un paso largo para proyectar al *uke*.

MOROTE-DORI JUJI-GARAMI
Cruce el brazo de su compañero y bloquéele
los codos para proyectarlo

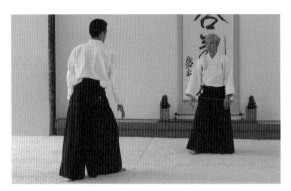

1: En posición *ai-hanmi*.

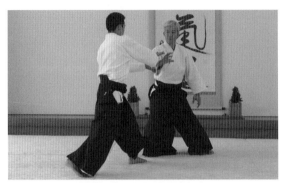

2-4: En cuanto el *uke* intenta agarrar el brazo
del *tori*, éste entra por el lado exterior del *uke*
mientras gira y levanta la mano-espada.

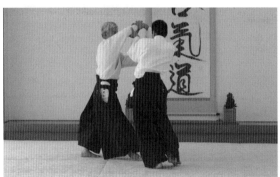

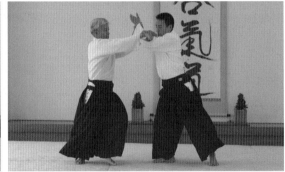

5-6: El *tori* se abre con el pie de delante mientras cruza los brazos del *uke*.

NOTA: Emplee las mismas manos para cruzar los brazos de su compañero y romperle la postura.

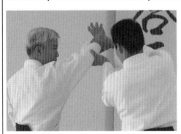

1

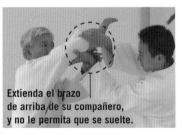

Extienda el brazo
de arriba de su compañero,
y no le permita que se suelte.

2: Agarre la muñeca de abajo de
su compañero para que no pueda
soltarse.

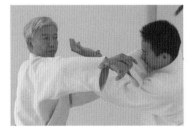

3: Emplee la mano de arriba para
agarrar la muñeca de arriba de su
compañero mientras corta hacia
abajo con las dos manos.

Tire del brazo de arriba de su compañero.

En esta técnica *morote-dori juji-garami*, la clave consiste en cruzar los brazos de su compañero controlándole, así, los codos, y proyectándolo. Emplee la mano izquierda en su izquierda, y la derecha en su derecha (o a la inversa) para romperle la postura. Para hacer una buena cruz con los brazos de su compañero, utilice la mano de arriba para llevar su brazo hacia fuera; entonces le será posible romperle la postura.

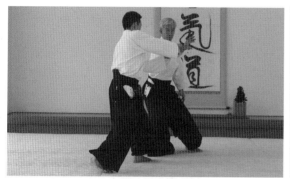 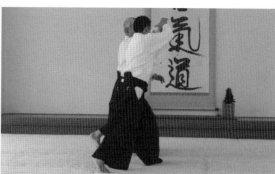

Tal como se ilustra en las fotos 3-6, la entrada, el giro y la apertura del cuerpo deben armonizarse con el movimiento de las manos-espada en un flujo fluido.

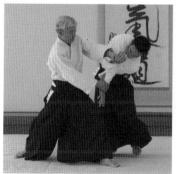 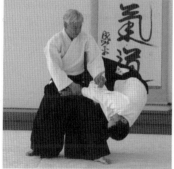 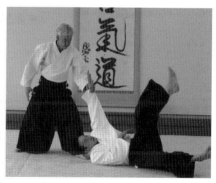

7-9: El *tori* aplica el bloqueo de brazo cruzado, entra y proyecta al *uke*.

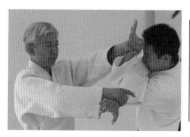

Igual que en las fotos 3-4, corte por la parte exterior con el brazo de arriba. Realice el movimiento con la amplitud suficiente para cruzar los codos de su compañero, como en la foto 5.

4: Corte hacia abajo y hacia fuera con la mano de arriba.

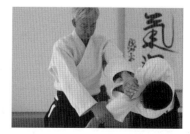

5: Bloquéele los codos con una cruz bien formada y proyéctelo.

USHIRO RYOTEKUBI-DORI KOKYU-NAGE
Emplee las manos-espada para levantar a su compañero, como si se lo llevara a la espalda

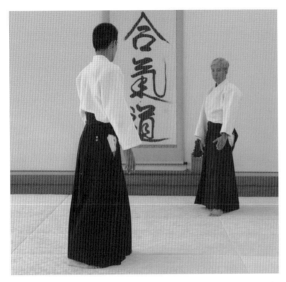

1: En posición *ai-hanmi*.

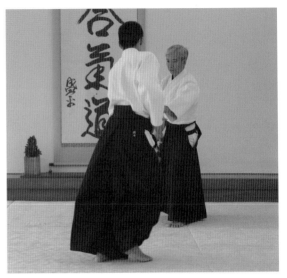

2-3: El *uke* corta hacia abajo el brazo del *tori* e intenta agarrar las muñecas del *tori* desde detrás.

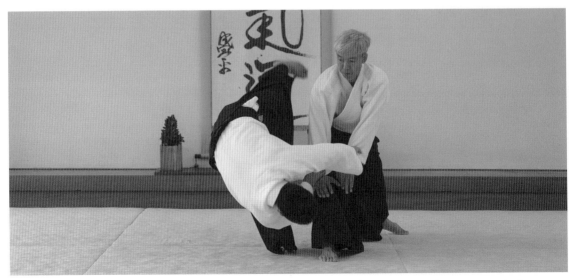

5: El *tori* da un paso largo hacia delante mientras corta hacia abajo con las manos-espada y proyecta al *uke*.

Emplee su fuerza para llevar a su compañero delante.

En esta técnica *ryotekubi-dori kokyu-nage*, usted levanta las manos-espada y, luego, corta hacia abajo para proyectar a su compañero, que le está sujetando las muñecas desde detrás. Tiene que emplear su fuerza para llevarlo hasta delante. Levante las manos-espada como si se lo colocara a la espalda y, desde esa posición, corte hacia abajo y proyéctelo suavemente hacia delante.

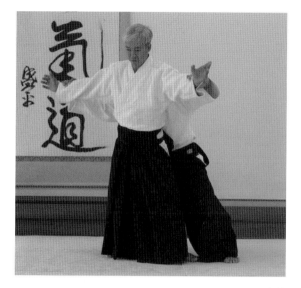 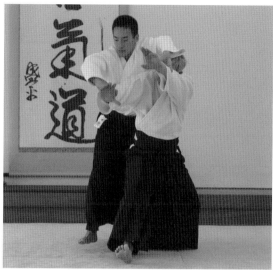

4: El *tori* levanta las manos-espada en cuanto el *uke* intenta agarrarlo.

NOTA: Cuando corte hacia abajo con las manos-espada, asegúrese de que su compañero se apoya en los dedos de los pies y que se encuentra casi sobre su espalda. Emplee ese impulso para lanzarlo hacia delante.

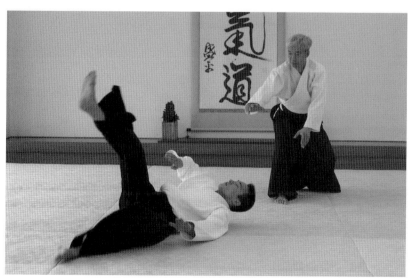

Después de levantar a su compañero, corte hacia abajo y hacia delante; cuando lo proyecte, no eche los brazos hacia atrás porque interrumpiría el fluir de la técnica.

6

KATA-DORI SHOMEN-UCHI SHIHO-NAGE
Mantenga las caderas bajas para moverse por debajo
del brazo de su compañero y proyéctelo

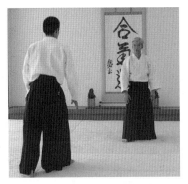

1: En posición *ai-hanmi*.

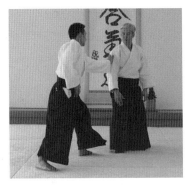

2: El *uke* agarra el hombro del *tori*.

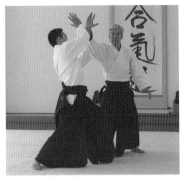

3: El *tori* entra mientras lanza un golpe de neutralización al rostro del *uke*, que lo bloquea.

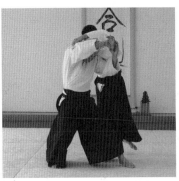

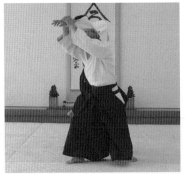

7-8: El *tori* corta hacia abajo y proyecta al *uke*.

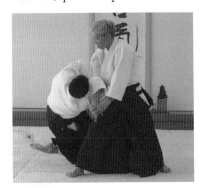

9

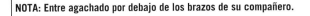

NOTA: Entre agachado por debajo de los brazos de su compañero.

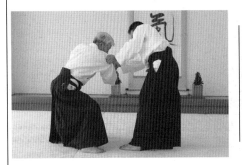

Mantenga los pies y las caderas flexibles cuando relice el giro agachado, y asegúrese de que las caderas realizan todo el movimiento.

1: Debe tener las rodillas dobladas y las caderas, bajas.

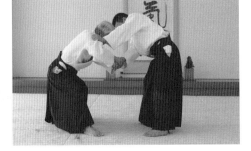

2: Mantenga la mano-espada contra su frente al entrar.

━ Mantenga los pies y las caderas flexibles mientras entra en postura agachada.

En esta técnica *kata-dori shomen-uchi shiho-nage*, su compañero le ha sujetado por el hombro y ataca con *shomen*. Usted se coloca bajo sus brazos, gira y corta hacia abajo, proyectándolo en *shiho-nage*. El punto clave aquí consiste en mantener las caderas por debajo de su brazo, en postura bien agachada, y en mantener la flexibilidad en los pies y las caderas. No se tense al entrar o perderá el equilibrio.

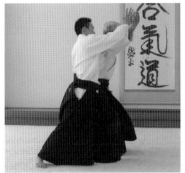 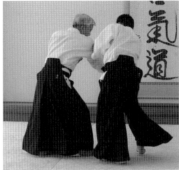 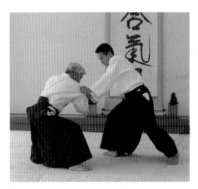

4-5: Mientras gira, el *tori* corta hacia abajo el brazo del *uke*, lo conduce y le controla la muñeca.

6: Manteniendo el centro de gravedad bajo, el *tori* entra y gira, levantando las dos manos-espada.

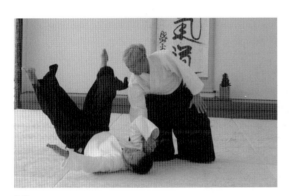

NOTA: Entre en postura agachada por debajo de los brazos de su compañero.
Mantenga los pies y las caderas flexibles cuando relice el giro agachado, y asegúrese de que sus caderas han hecho todo el movimiento.

10

Su compañero debe mantener el agarre en su hombro hasta justo antes de la proyección. Su compañero le soltará el hombro cuando se haya girado del todo y esté listo para realizar la caída. Si no se suelta, le será difícil caer.

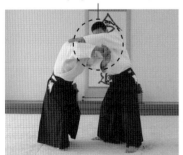 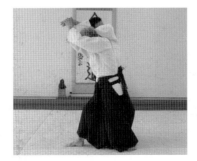 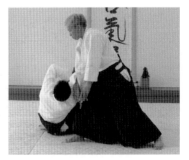

3: Entre del todo por debajo de los brazos de su compañero.

4: El giro.

5: Corte hacia abajo con las dos manos-espada y proyéctelo.

KATA-DORI SHOMEN-UCHI DAI-NIKYO (OMOTE)

Desde el ataque inicial hasta el giro, mantenga la mano-espada en contacto con la mano-espada de su compañero

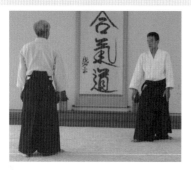

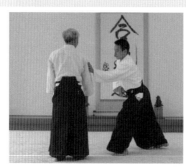

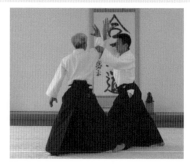

1: En posición *ai-hanmi*.

2: El *uke* agarra el hombro del *tori*.

3: El *tori* entra por el lado exterior del *uke* mientras le golpea en el rostro; el *uke* bloquea el golpe.

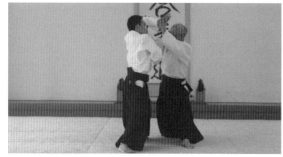

7-8: El *tori* aplica el bloqueo *dai-nikyo* en la muñeca izquierda del *uke* y le controla el codo derecho.

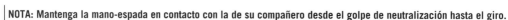

NOTA: Mantenga la mano-espada en contacto con la de su compañero desde el golpe de neutralización hasta el giro.

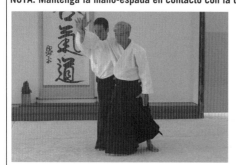

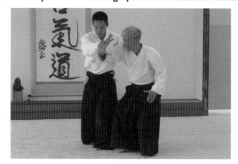

Su compañero se armoniza con su movimiento y realiza un paso de entrada.

1: Golpee mientras entra, y su compañero bloquea.

2: Mientras gira, mantenga el contacto con la mano-espada de su compañero.

Los dos compañeros deben tener las manos-espada en contacto.

En esta técnica, cuando su compañero le agarra el hombro, usted entra mientras le golpea en el rostro y, entonces, mientras realiza un giro amplio, corta hacia abajo y lo inmoviliza controlándole la muñeca y el codo.

La mano-espada que golpea el rostro de su compañero debe permanecer en contacto con la mano-espada de él durante el giro y hasta que le controle la muñeca y el codo. Si falla en hacer esto, tendrá que aplicar otra técnica y no podrá practicar ésta. Además, su compañero debe armonizarse con su giro amplio y con el movimiento hacia dentro sin perder el contacto con su mano-espada.

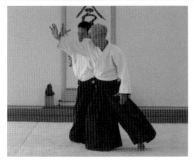 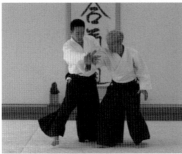 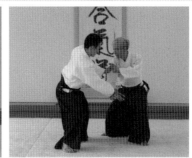

4-6: Mientras gira, el *tori* corta hacia abajo mientras da un paso hacia atrás.

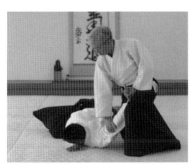 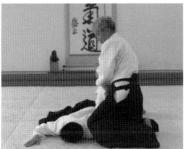 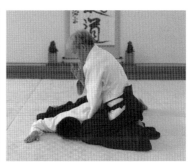

9-11: El *tori* entra mientras corta hacia abajo el brazo izquierdo del *uke* y le aplica el bloqueo *dai-nikyo*, colocando al *uke* boca abajo sobre la colchoneta. El *tori* envuelve el hombro y el brazo del *uke* y lo inmoviliza.

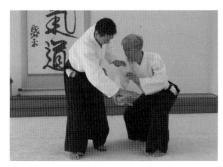 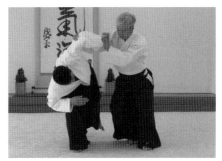

3: Entre mientras controla el codo y la muñeca de su compañero (y aplica *atemi*).

4: Controle totalmente la muñeca y el codo de su compañero.

KATA-DORI SHOMEN-UCHI DAI-NIKYO (URA)
En cuanto quede frente a su compañero, aplique el bloqueo *dai-nikyo*

> Su compañero da un paso hacia delante mientras mantiene contacto con su mano-espada.

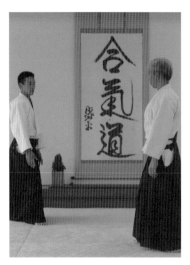 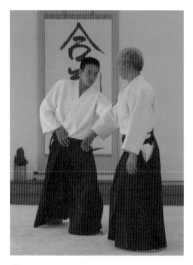 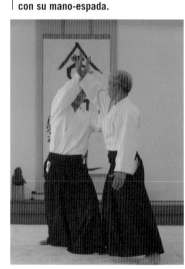

1: En posición *gyaku-hanmi*.

2: El *uke* agarra el hombro del *tori*.

3: El *tori* entra mientras golpea al *uke* en el rostro; el *uke* bloquea este ataque de neutralización.

> Al aplicar el bloqueo *dai-nikyo*, conduzca a su compañero hasta que quede frente a usted, como en la foto 9.

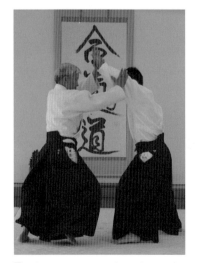 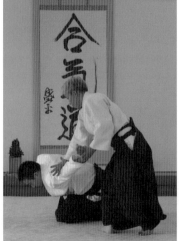 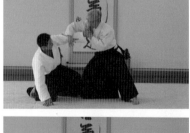
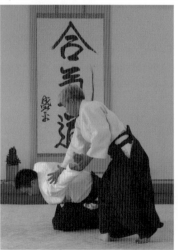

7: El *tori* entra con el pie de delante mientras controla la muñeca y el codo del *uke*.

8-10: Mientras gira, el *tori* corta hacia abajo el brazo del *uke* y lo conduce hasta el bloqueo *dai-nikyo* en el hombro, bajando las caderas.

Lleve siempre a su compañero frente a usted.

En esta técnica, conduzca a su compañero mientras realiza un giro amplio y corta hacia abajo; vuelva a entrar y vuelva a girar otra vez mientras aplica el bloqueo *dai-nikyo*. Rómpale la postura e inmovilícelo. En todas las técnicas *dai-nikyo* es importante aplicar el bloqueo tan pronto como queda frente a su compañero.

Su compañero debe seguir su movimiento y acabar frente a usted. Si su compañero le interrumpe el movimiento en el momento de la foto 8, aplique una técnica de bloqueo de codo.

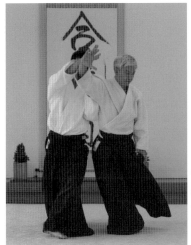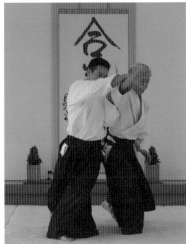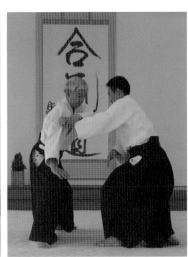

4-6: Mientras gira, el *tori* corta hacia abajo con la mano-espada y conduce al *uke*.

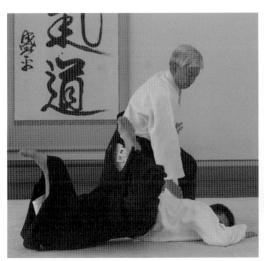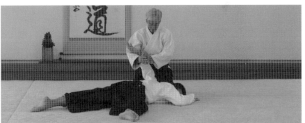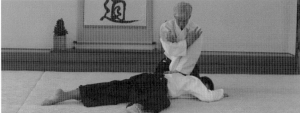

11-13: El *tori* tumba al *uke* en la colchoneta y lo inmoviliza.

USHIRO RYOKATA-DORI DAI-SANKYO (OMOTE)
Baje las caderas y deslícese por debajo
de los brazos de su compañero

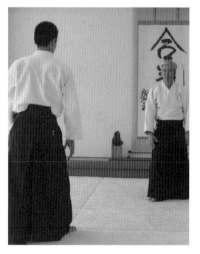 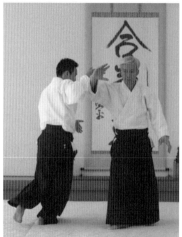 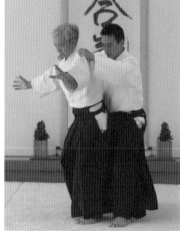

1: En posición *ai-hanmi*.

2-3: El *uke* corta hacia abajo el brazo del *tori* y se mueve alrededor de él para agarrar los hombros del *tori* desde detrás.

> Cuando cambie el agarre, no se relaje y no deje de aplicar presión.

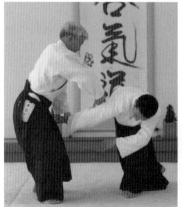 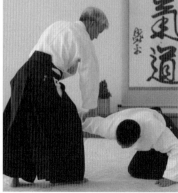 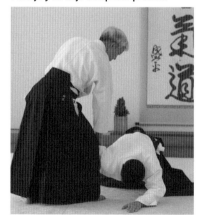

7-8: Cuando el bloqueo *dai-sankyo* está aplicado, y mientras controla el codo del *uke*, el *tori* gira y da un paso hacia atrás, tumbando al *uke*.

9-11: El *tori* tumba al *uke* boca abajo sobre la colchoneta y lo inmoviliza.

■ **Deslícese por debajo de los brazos de su compañero y aplique el bloqueo _dai-sankyo_.**

En esta técnica, su compañero le agarra los dos hombros desde detrás. En este caso, usted le aplica el bloqueo _omote dai-sankyo_ en la muñeca después de bajar las caderas y de deslizarse por debajo de sus brazos; luego gire dando un paso hacia atrás para romperle la postura, túmbelo e inmovilícelo.

Aquí, el punto clave consiste en bajar las caderas y deslizarse por debajo de los brazos de su compañero para aplicar el bloqueo _dai-sankyo_ y, luego, aplicar presión hasta la inmovilización.

| **Baje las caderas mientras se desliza por debajo de los brazos de su compañero.**

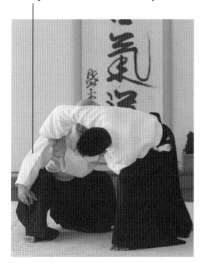 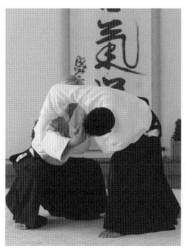 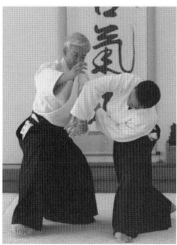

4: El _tori_ levanta las dos manos-espada y luego baja las caderas mientras se desliza por debajo de los brazos del _uke_ dando un paso hacia atrás con el pie de delante; el _tori_ se prepara para aplicar el bloqueo _dai-sankyo_.

5-6: El _tori_ aplica _atemi_ al rostro del _uke_.

NOTA: No emplee solamente la mano: aplique _atemi_ mientras realiza el bloqueo _dai-sankyo_.

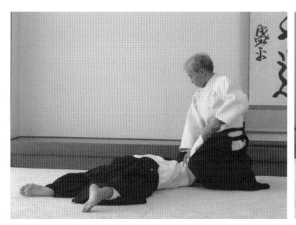 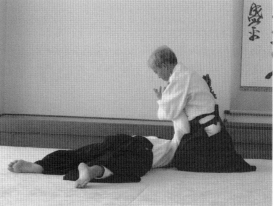

USHIRO RYOKATA-DORI DAI-SANKYO (URA)
Baje las caderas, deslícese hacia atrás y aplique el bloqueo *dai-sankyo (ura)* en la muñeca de su compañero

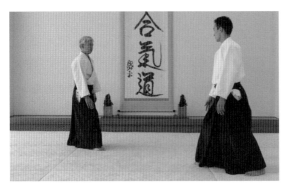

1: En posición *ai-hanmi*.

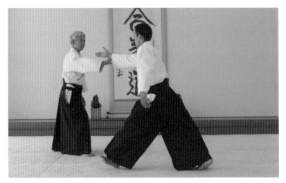

2-3: El *uke* corta hacia abajo el brazo del *tori* y luego agarra los hombros del *tori* desde detrás.

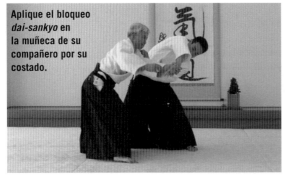

Aplique el bloqueo *dai-sankyo* en la muñeca de su compañero por su costado.

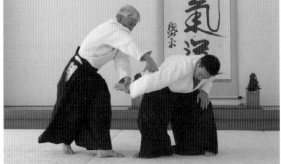

6-9: El *tori* gira sobre el pie de detrás mientras entra por el costado del *uke* y, luego, gira otra vez para romper la postura del *uke*.

Aplique el bloqueo *dai-sankyo* por la parte exterior de su compañero.

Esta técnica *ura* sigue la misma pauta que el ejemplo anterior: baje las caderas para entrar por detrás y aplique el bloqueo *dai-sankyo*. Pero aquí se añade un giro mientras controla e inmoviliza al *uke*. Cuando se doble bajo el brazo de su compañero, asegúrese de no perder el equilibrio. Además, mantenga todo el tiempo la presión de bloqueo en el brazo de su compañero.

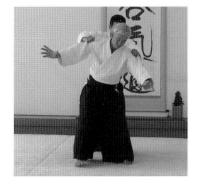 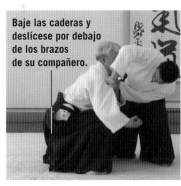 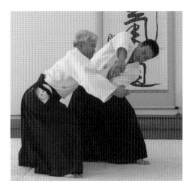

Baje las caderas y deslícese por debajo de los brazos de su compañero.

4: El *tori* levanta los brazos y, luego, baja las caderas mientras da un paso hacia atrás con el pie de delante; entonces aplica el bloqueo *dai-sankyo* en la muñeca del *uke*.

5: El *tori* aplica *atemi* mientras entra por el lado del *uke*.

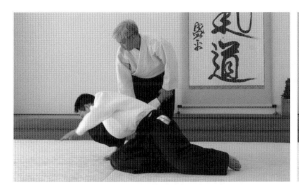 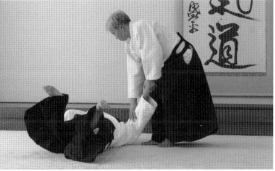

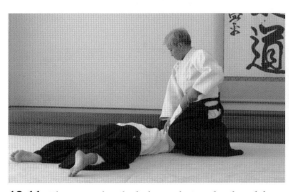 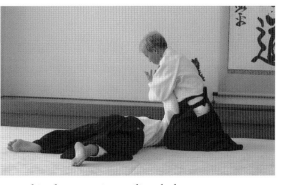

10-11: El *tori* tumba al *uke* boca abajo sobre la colchoneta, cambia el agarre e inmoviliza al *uke*.

MOROTE-DORI KOTE-GAESHI

Armonice el movimiento hacia arriba de las manos-espada, el corte hacia abajo y el movimiento del cuerpo para aplicar la técnica

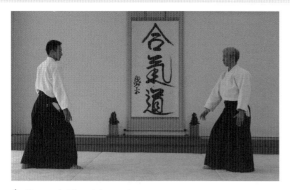

1: En posición *ai-hanmi*.

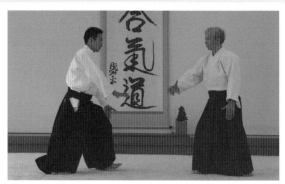

2-3: El *uke* intenta agarrar el brazo del *tori* con las dos manos.

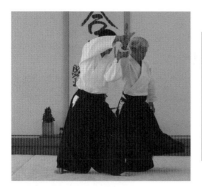

Tal como se ilustra en las fotos 4-6, armonice la mano-espada con el movimiento del cuerpo mientras entra, gira y corta hacia arriba y hacia abajo. Tal como se ilustra en la foto 6, la postura de su compañero debe ser rota por completo.

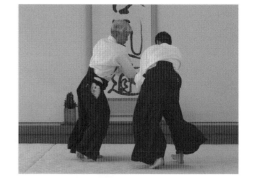

4: El *tori* entra por el lado exterior del *uke* mientras levanta la mano-espada.

5

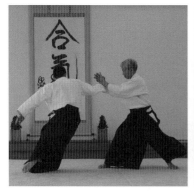
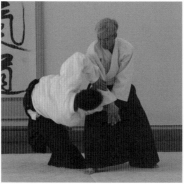
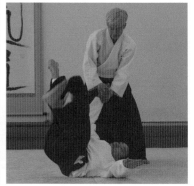

8-11: El *tori* entra y aplica *kote-gaeshi* para proyectar al *uke*.

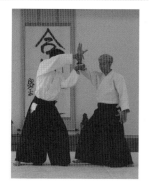

Armonice las manos-espada y el movimiento del cuerpo, y emplee todo el cuerpo para romper la postura de su compañero.

Las técnicas *kote-gaeshi* son las técnicas de proyección e inmovilización básicas. Bloquee la muñeca de su compañero, gire para proyectarlo y, luego, inmovilícelo. En todas las técnicas *kote-gaeshi* debe emplear todo el cuerpo y no sólo las manos: necesita armonizar la entrada, el giro y todos los movimientos para romper la postura de su compañero y proyectarlo.

En esta técnica *morote-dori kote-gaeshi,* armonice las manos-espada con el movimiento del cuerpo y rompa la postura de su compañero con todo el cuerpo. En esta técnica, en la cual su compañero le sujeta por el brazo con las dos manos, la distancia *ma-ai* es corta, así que tiene que realizar todos los movimientos en un flujo fluido para no tropezarse con él.

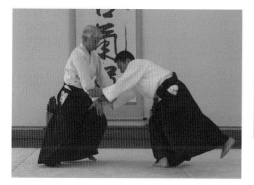

Tal como se ilustra en las fotos 5-7, entre por el lado exterior de su compañero mientras gira para conducirlo. Hágalo con un movimiento fluido sin detenerse.

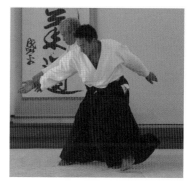

6: Mientras se retira con el pie de delante, el *tori* corta hacia abajo el brazo del *uke* y aplica el bloqueo *kote-gaeshi*.

7: El *tori* gira para conducir al *uke*.

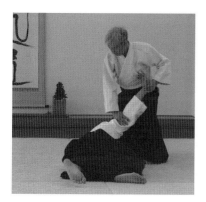
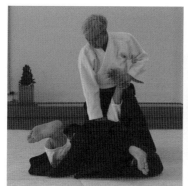
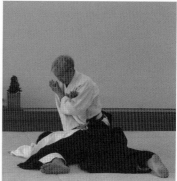

12-13: El *tori* tumba al *uke* boca abajo sobre la colchoneta y lo inmoviliza.

USHIRO RYOTEKUBI-DORI KOTE-GAESHI

No rompa el flujo de movimiento de su compañero
mientras se mueve

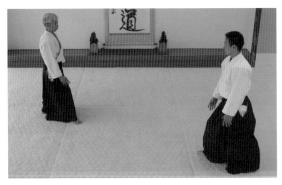

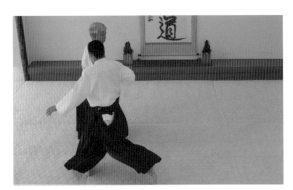

1: En posición *ai-hanmi*.

2-3: El *uke* corta hacia abajo el brazo del *tori* y, luego, agarra las muñecas del *tori* desde detrás.

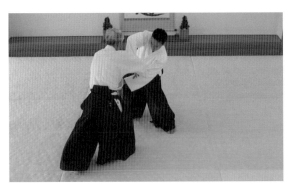

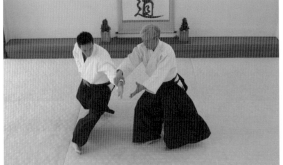

5-7: El *tori* da un paso hacia delante con el pie de delante, aplica *kote-gaeshi* en la muñeca del *uke* mientras gira, y lo conduce.

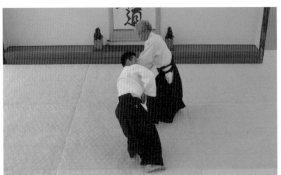

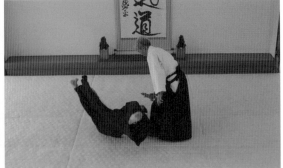

8-10: El *tori* se abre hacia el lado interior y proyecta al *uke* con *kote-gaeshi*.

— **Armonice el movimiento de las manos-espada y el giro.**

Éste es un bloqueo *kote-gaeshi*, una proyección y una inmovilización que se emplea cuando su compañero le agarra las muñecas desde detrás. Dé un paso hacia delante con el pie de delante mientras levanta las dos manos-espada y, luego, gire para conducir a su compañero; ábrase a un lado para proyectarlo. Es importante hacer todo esto en un movimiento único y fluido. Armonice los movimientos durante toda la técnica.

> Si su compañero mueve las caderas hacia atrás, no podrá entrenar esta técnica de la forma correcta. Emplee todo el cuerpo, y él debe seguirlo.

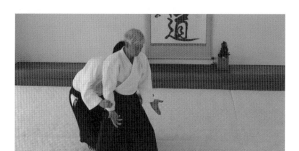

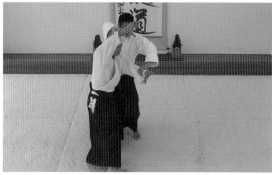

4

> Tal como se ilustra en las fotos 4-6, armonice la mano-espada con el movimiento del cuerpo mientras entra, gira y corta hacia arriba y hacia abajo. Tal como se ilustra en la foto 6, la postura de su compañero debe romperse por completo.

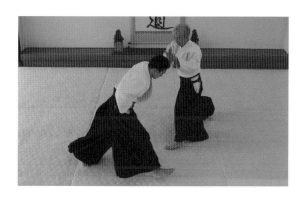

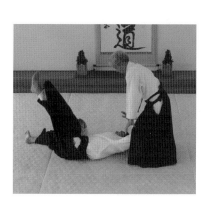
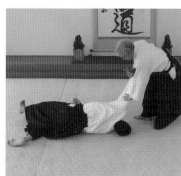
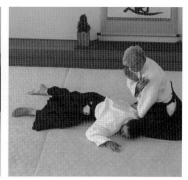

11-12: El *tori* tumba al *uke* sobre la colchoneta mientras le controla el codo y lo inmoviliza.

TANTO-DORI YOKOMEN-UCHI DAI-GOKYO (OMOTE)
En *dai-gokyo,* controle las muñecas de su compañero desde arriba

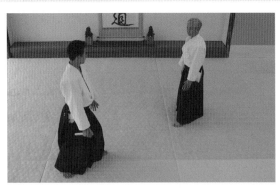

1: En posición *ai-hanmi.*

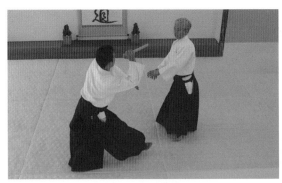

2-3: En cuanto el *uke* asesta el golpe de ataque *yokomen,* el *tori* entra en profundidad por el lado exterior del *uke* mientras controla el brazo de ataque del *uke* y, simultáneamente, aplica *atemi.*

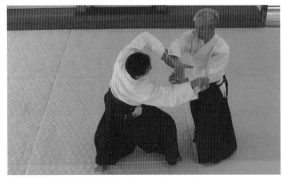

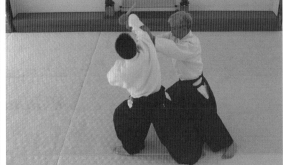

4-5: El *tori* aplica el bloqueo *dai-yonkyo* en la muñeca del *uke* mientras le controla el codo.

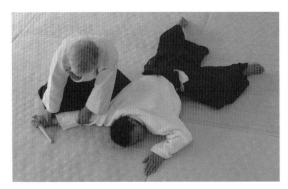

9: El *tori* presiona la rodilla de dentro contra las costillas del *uke* y le extiende el brazo.

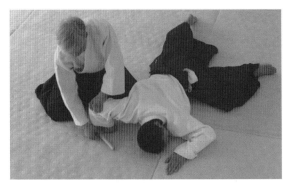

10: El *tori* levanta el brazo del *uke* colocándolo en ángulo recto con la colchoneta y aplica presión sobre la muñeca del *uke.*

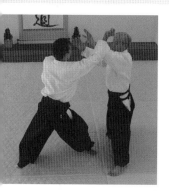

Emplee todo el cuerpo para aplicar presión en la muñeca de su compañero y, así, la palma de la mano se le abrirá de forma natural.

En Aikido tenemos varias técnicas contra los ataques armados con cuchillo, *jo* y demás.

Aquí introducimos la técnica de arrebatar el cuchillo *dai-gokyo* contra un golpe de ataque *yokomen*.

Los puntos clave son:

–Entre en profundidad para romper la postura de su compañero cuando él efectúe el golpe de ataque *yokomen*.

–No controle la articulación de la muñeca de su compañero desde abajo sino desde arriba. Si intenta sujetarla desde debajo, el cuchillo le cortará la muñeca a usted.

–Cuando arrebate el cuchillo, colóquele la muñeca y el codo en ángulo recto, presione hacia abajo sobre la muñeca y él abrirá la mano de forma natural.

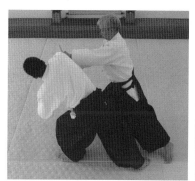 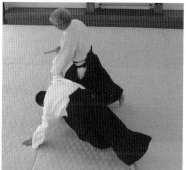 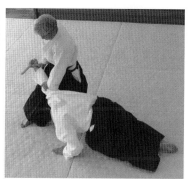

6-8: El *tori* corta hacia abajo la muñeca del *uke* para tumbarlo sobre la colchoneta.

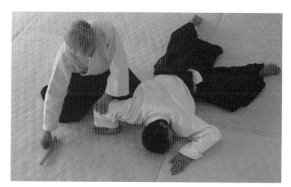

11: El *tori* emplea todo el cuerpo para aplicar presión en la muñeca del *uke*, haciéndole soltar el cuchillo, que el *tori* le quita.

NOTA 1: Entre en profundidad para controlar el golpe *yokomen* de su compañero.
Entre en profundidad contra el ataque, controle el golpe con la mano-espada de fuera y aplique *atemi* con la mano-espada de dentro. Asegúrese de entrar con la profundidad suficiente para romper completamente la postura de su compañero y, así, controlar el ataque *yokomen*.

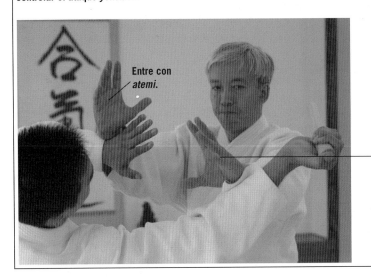

Entre con *atemi*.

Con una entrada profunda y las manos-espada, controle el ataque *yokomen* con cuchillo de su compañero.

NOTA 2: Agárrele la articulación de la muñeca desde abajo.
Cuando aplique el bloqueo *dai-gokyo*, no doble el brazo de su compañero mientras le agarra la articulación de la muñeca. Note la diferencia entre este bloqueo y *dai-ikkyo*.

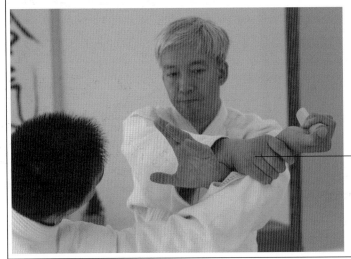

Bloquee la muñeca por debajo.

NOTA 3: Inmovilice el brazo de su compañero en ángulo recto y quítele el cuchillo.

Después de tumbar a su compañero boca abajo sobre la colchoneta, presiónele la rodilla de dentro contra las costillas y extiéndale el brazo. Luego, levántele el brazo en ángulo recto por el codo y la muñeca y emplee todo el cuerpo para ejercer presión sobre la articulación de la muñeca. Su compañero abrirá la mano de forma natural, permitiéndole coger el cuchillo.

1

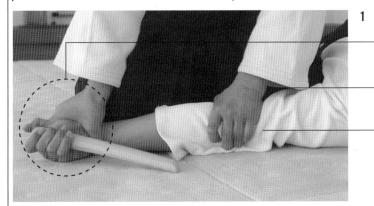

Presione la muñeca con la rodilla de delante y utilice la base del dedo índice para ejercer presión.

Presione la rodilla de dentro contra las costillas de su compañero.

Extienda el brazo de su compañero.

2

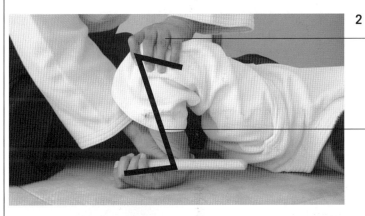

Tal como se ilustra en las fotos 1 y 2, coloque la muñeca de su compañero en esta posición.

Coloque el brazo y la muñeca de su compañero formando un ángulo recto con la colchoneta mientras le aplica presión en la articulación de la muñeca. Asegúrese de que el ángulo de la inmovilización es correcto; si el ángulo es insuficiente, la inmovilización no será efectiva.

3

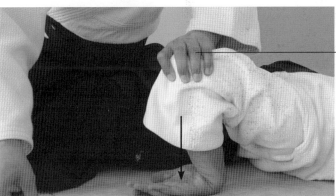

Mantenga recta la muñeca de su compañero mientras aplica presión con todo el cuerpo.

Continúe ejerciendo presión hasta que su compañero abra de forma natural la mano y usted pueda coger el cuchillo.

TANTO-DORI YOKOMEN-UCHI DAI-GOKYO (URA)
Controle la muñeca de su compañero desde arriba y gire

| Preste atención a la dirección del cuchillo mientras se mueve y tenga cuidado de no hacerse daño. | | Agarre la muñeca de su compañero por arriba. |

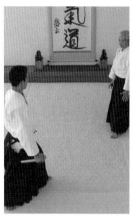 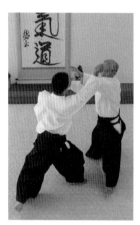 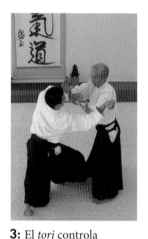 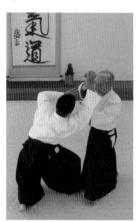

1: En posición *ai-hanmi*.

2: En cuanto el *uke* realiza el ataque *yokomen* con el cuchillo, el *tori* entra profundamente por el lado exterior del *uke*.

3: El *tori* controla el brazo de ataque del *uke* con la mano-espada de delante mientras aplica *atemi* con la mano-espada de detrás; entonces, el *tori* aplica *dai-gokyo*.

4-7: Mientras controla el codo del *uke*, el *tori* rota y corta hacia abajo el brazo del *uke*.

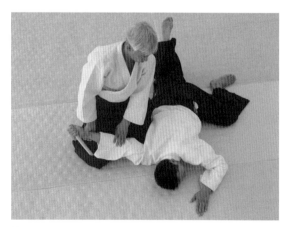 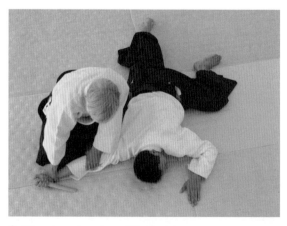

8: El *tori* tumba al *uke* boca abajo sobre la colchoneta.

9: El *tori* presiona la rodilla de dentro contra las costillas del *uke* y le extiende el brazo.

Preste atención a la dirección del cuchillo mientras se mueve.

Igual que en la técnica anterior, controle el cuchillo del ataque *yokomen* con el bloqueo *dai-gokyo*, pero aquí emplee un giro para romper la postura de su compañero e inmovilícelo boca abajo. Mientras aplica el bloqueo *dai-gokyo* y gira, tenga cuidado con la dirección del cuchillo y asegúrese de que no se corta con él.

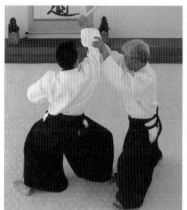 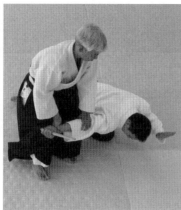 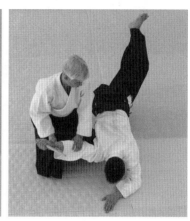

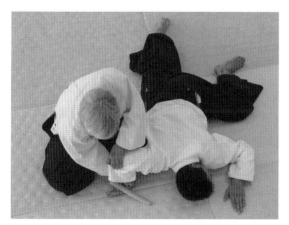

10: El *tori* coloca el codo y la muñeca del *uke* formando un ángulo recto y ejerce presión.

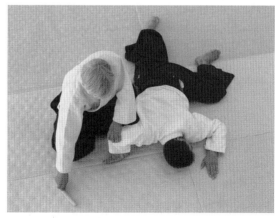

11: El *tori* continúa ejerciendo presión con todo el cuerpo en la muñeca del *uke* y le quita el cuchillo.

TANTO-DORI TSUKI-HIJI-GIME
Gire la muñeca de su compañero mientras le sujeta el brazo cerca de su cuerpo

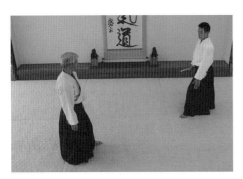

1: En posición *ai-hanmi*.

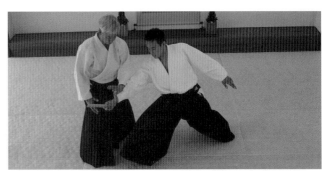

2: En cuanto el *uke* lanza la estocada con el cuchillo, el *tori* entra por el lado exterior del *uke* mientras le controla el brazo.

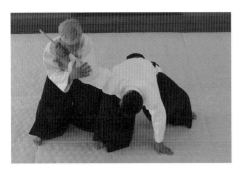

5: El *tori* se acerca el brazo del *uke* al cuerpo.

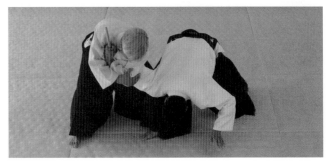

6-7: El *tori* aplica el bloqueo en el codo del *uke* y lo inmoviliza.

NOTA: Mantenga el codo de su compañero contra su cuerpo. Desde el momento de control de la estocada hasta la inmovilización final, el flujo de movimiento consiste en:

1: Entrar para evitar la estocada mientras se controla la muñeca del compañero.

2: Torcerle la muñeca mientras la sujeta contra su cuerpo.

3: Envolverle el codo con los brazos contra su costado para inmovilizarlo.

Cuando bloquee la muñeca de su compañero, mantenga el brazo contra su cuerpo.

| Deslice la mano-espada por el brazo de su compañero y hasta su muñeca.

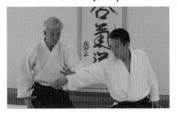

1: Preste atención a la entrada de su pie de detrás; asegúrese de que la realiza con la profundidad suficiente para esquivar por completo la línea de ataque de su compañero.

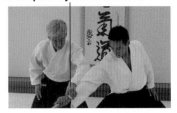

2: Deslice la mano-espada de control por el brazo de su compañero y hasta su muñeca.

Cuando entre, apártese hacia atrás con el pie de detrás.

En cuanto su compañero lance la estocada con el cuchillo, entre mientras le controla la muñeca; gírele el brazo hacia dentro, contra su cuerpo, mientras le aplica un bloqueo en el codo y le quita el cuchillo.

El punto clave aquí consiste en moverse de forma decidida. Entre en profundidad mientras controla la muñeca de su compañero, extiéndale el brazo para hacerlo bajar y aplíquele el bloqueo en el codo. Realícelo todo con un movimiento fluido. Cuando aplique el bloqueo en el codo de su compañero, envuélvale el codo con los dos brazos y manténgalo cerca de su cuerpo.

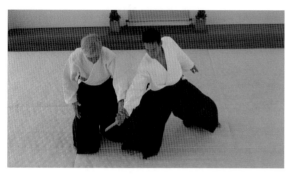 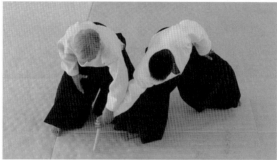

3-4: El *tori* agarra la muñeca del *uke* y se la tuerce empujando hacia abajo.

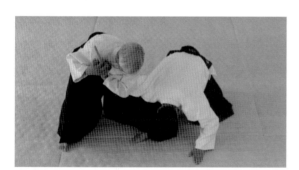 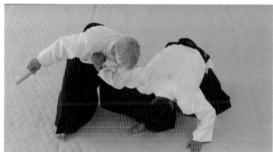

8: El *tori* le quita el cuchillo al *uke*.

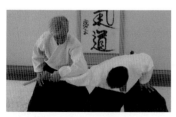 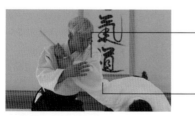

3: Oblige a su compañero a doblarse hacia delante torciéndole la muñeca y acercándose el brazo a su cuerpo.

4: Mantenga el cuerpo de su compañero contra su propio cuerpo.

Emplee los brazos para envolverle el codo contra su costado.

Extiéndale el brazo por el costado y manténgalo en un ángulo abierto.

TANTO-DORI TSUKI-KOTE-GAESHI
Inmovilice la muñeca y el hombro de su compañero, tenga cuidado con el cuchillo y quíteselo

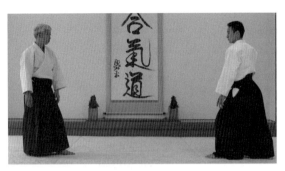

1: En posición *ai-hanmi*.

| Aparte el pie de detrás.

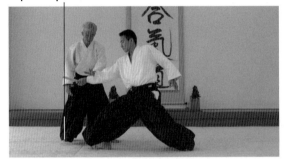

2: En cuanto el *uke* lanza la estocada con el cuchillo, el *tori* entra por su lado exterior mientras controla el brazo de ataque del *uke* con la mano-espada de delante.

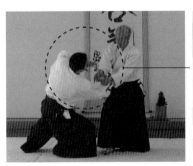

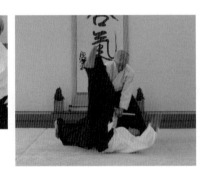

| Proyéctelo delante de usted.

6-8: El *tori* gira y proyecta al *uke*.

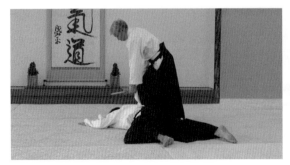

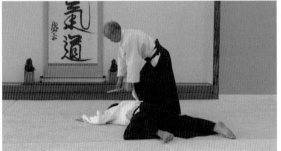

9-11: El *tori* tumba al *uke* boca abajo sobre la colchoneta, le inmoviliza la articulación de la muñeca y le quita el cuchillo.

Gire el cuchillo hacia el rostro de su compañero mientras aplica _kote-gaeshi_.

Esta técnica se emplea contra una estocada de cuchillo. Entre directamente por el lado exterior de su compañero cuando él lance la estocada, proyéctelo con _kote-gaeshi_, inmovilícelo boca abajo, aplique un bloqueo de articulación y quítele el cuchillo.

Puntos a tener en cuenta: cuando aplique la proyección _kote-gaeshi_, asegúrese de que el cuchillo apunta hacia el rostro de su compañero. Además, no intente proyectar a su compañero hacia fuera y lejos de usted. Es importante que lo proyecte justo delante de usted.

Entre directamente por el lado exterior de su compañero cuando él lance la estocada.

Coloque el cuchillo apuntando al rostro de su compañero.

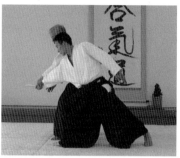 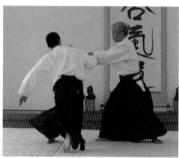 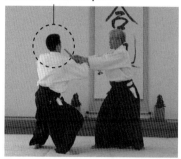

3: El _tori_ desliza la mano por el brazo del _uke_ hasta la muñeca.

4: El _tori_ gira y conduce al _uke_.

5: El _tori_ aplica _kote-gaeshi_ en la muñeca del _uke_, manteniendo el cuchillo apuntando al rostro del _uke_.

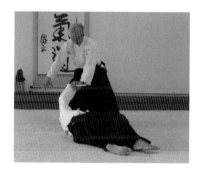

NOTA: Cómo quitarle el cuchillo.

Cuando coja el cuchillo, mantenga el codo y la muñeca de su compañero doblados mientras lo inmoviliza boca abajo sobre la colchoneta. Ejerza presión sobre su brazo con la rodilla, bloquéele la muñeca y el hombro, aflójele la mano y quítele el cuchillo.

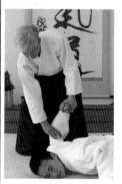 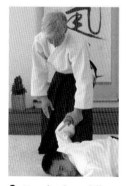 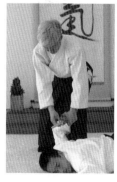

1: Mientras gira a su compañero boca abajo, dóblele la muñeca y el codo con fuerza en la misma dirección.

2: Emplee la rodilla para inmovilizar el brazo de su compañero y ejerza presión con todo el cuerpo contra la articulación de la muñeca y el hombro.

3: Mantenga la presión en la muñeca de su compañero hasta que él afloje la mano y, entonces, quítele el cuchillo.

FUTARI-DORI 1
Haga un uso pleno de las manos-espada
para conducir a sus compañeros a la vez cuando los proyecte

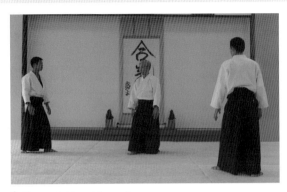

1: En posición *ai-hanmi*.

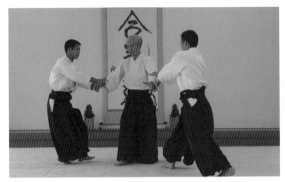

2-4: Cuando los dos *uke* agarran los brazos del *tori* por los lados, el *tori* da un paso hacia delante con el pie de delante mientras levanta las dos manos-espada.

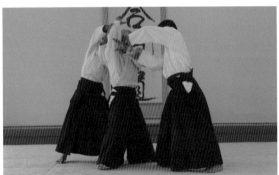

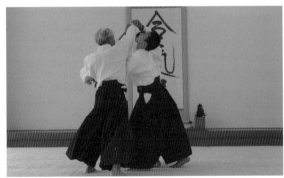

5-6: El *tori* gira, haciendo juntar a los dos *uke*.

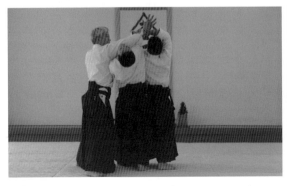

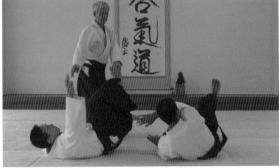

7-8: El *tori* corta hacia abajo con las manos-espada y proyecta a los dos *uke*.

Haga que sus compañeros se muevan en una línea recta.

Ésta es una técnica que se utiliza cuando se recibe el ataque de dos compañeros. No es una técnica para principiantes, pero forma parte del repertorio de Aikido avanzado que quiero presentar aquí.

Es importante que mueva a sus dos compañeros como si fueran uno, haciendo que se junten. Para conseguirlo, debe entrar en profundidad mientras hace pleno uso de las manos-espada para romper las posturas de sus compañeros. Mientras gira, emplee las manos-espada para mantenerlos en contacto, llévelos a ambos en una línea recta y así le será fácil proyectarlos.

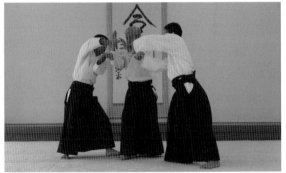 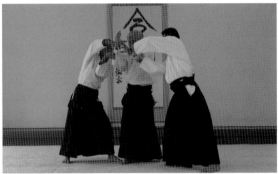

NOTA: Haga un uso pleno de las manos-espada para juntar a sus compañeros. Gire mientras emplea las manos-espada, juntando a sus dos compañeros, y proyéctelos.

Las fotos 2-7 desde un ángulo distinto.

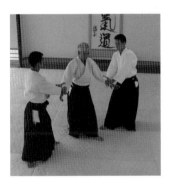 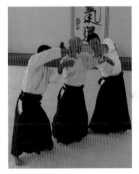

1: Sus compañeros le agarran los brazos por los lados.

2-3: Levante las manos-espada, mientras permanece centrado, y entre.

Tire de los brazos de sus compañeros hacia usted.

Tire aquí.

Dé un paso hacia atrás.

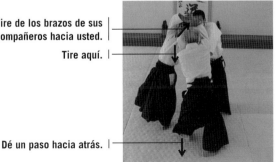 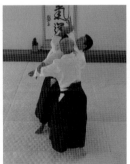 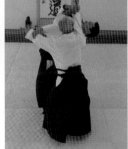

4: Gire para quedar de cara en la misma dirección que sus compañeros.

5-6: Después del giro, levante las dos manos-espada y junte a sus dos compañeros.

FUTARI-DORI 2

Emplee el contacto de las manos-espada
y el movimiento del cuerpo para juntar a sus dos compañeros

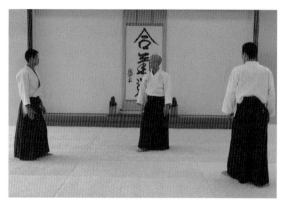

1

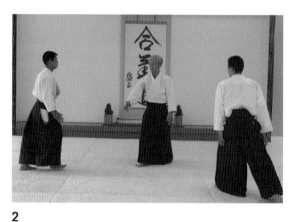

2

Levante la
mano-espada.

Tire hacia atrás con la
mano-espada de abajo.

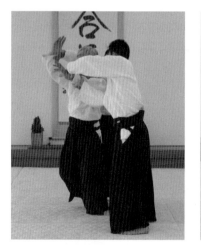

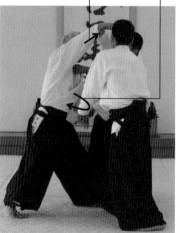

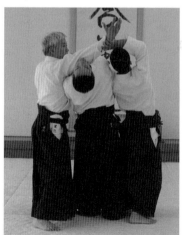

7

5: El *tori* da un paso hacia delante con el pie de delante mientras levanta las manos-espada.

6: Mientras gira, el *tori* levanta la mano-espada de arriba para juntar a los dos *uke*.

> Emplee la mano-espada de arriba para hacer girar a su compañero mientras utiliza la mano-espada de abajo para girar; realícelo con armonía para juntar a sus dos compañeros.

Armonice el giro y el movimiento de las manos-espada.

En esta técnica, un compañero le sujeta la muñeca con las dos manos mientras el otro le sujeta la muñeca mientras aplica el agarre del cuello por detrás estrangulando. Usted debe emplear el contacto de las manos-espada y el movimiento del cuerpo en el giro para juntarlos y, luego, proyectarlos.

El punto clave aquí consiste en girar mientras mueve con suavidad las manos-espada para juntar a sus compañeros. Además, en cuanto su compañero intente la estrangulación por detrás, retraiga la barbilla.

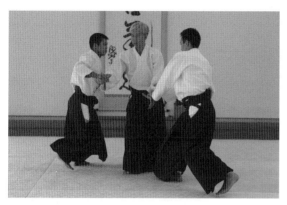

3: Uno de los *uke* agarra un brazo del *tori* con las dos manos mientras el otro *uke* agarra la muñeca del *tori* e intenta la estrangulación por detrás.

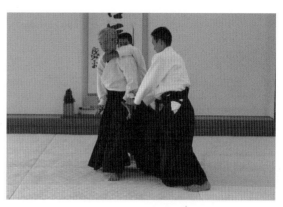

4: En cuanto el *uke* intenta la estrangulación por detrás, el *tori* retrae la barbilla.

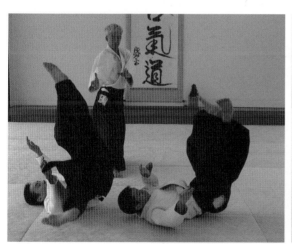

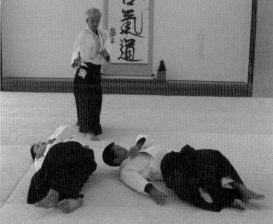

8-9: El *tori* corta hacia abajo con las dos manos-espada para proyectar a los *uke*.

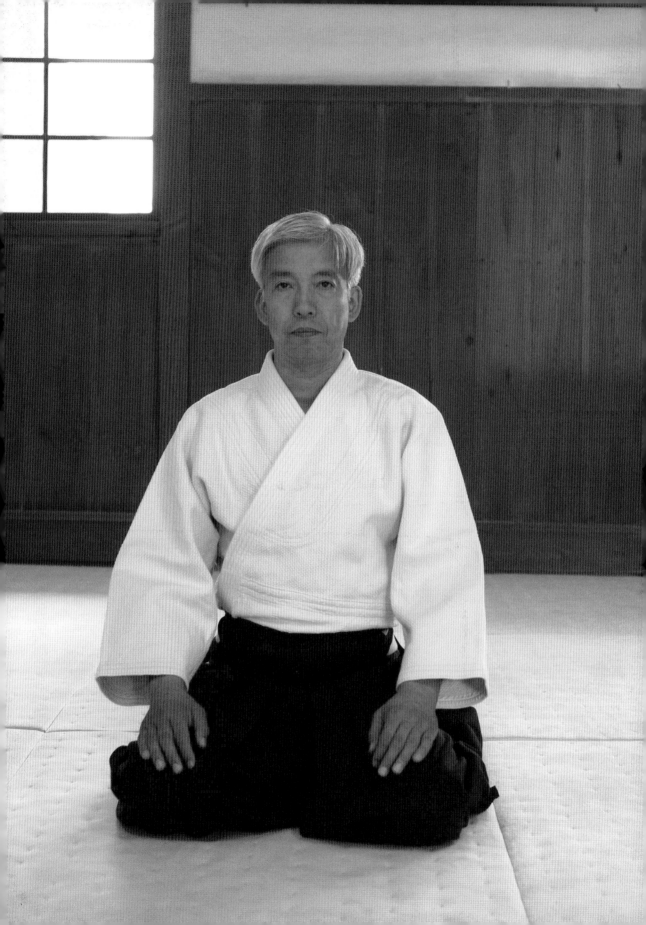

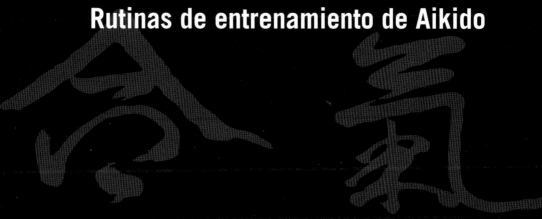

CAPÍTULO 6

Rutinas de entrenamiento de Aikido

REI-HO 1

REI (Saludar con respeto)

Dóblese desde las caderas para inclinar el cuerpo hacia delante.

Durante el entrenamiento, nos inclinamos ante el *shomen*, el instructor, y ante nuestros compañeros. Cuando se incline, asegúrese que mantener la espalda y el cuello rectos. Inclínese hacia delante desde las caderas con el cuello y la espalda en línea recta.

Rei

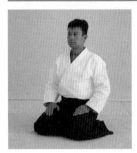 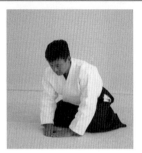 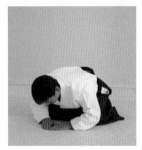 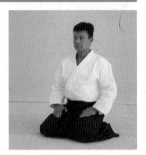

1: Mantenga la espalda recta y las manos ligeramente apoyadas en los muslos mientras está sentado en *seiza*.

2: Coloque las manos sobre la colchoneta.

3: Inclínese hacia delante desde las caderas.

4: Vuelva a la posición *seiza*.

Rei ante el shomen

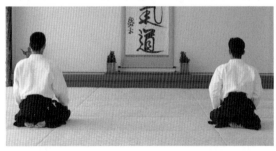 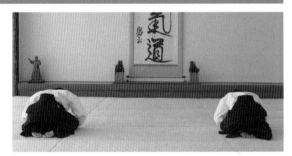

1: Colóquese ante la parte frontal del *dojo* en *seiza*.

2: Inclínese ante el *shomen*. Hágalo al entrar y al salir del *dojo*.

Rei ante su compañero

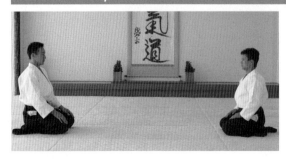 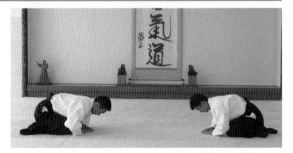

1: Colóquense el uno frente al otro en *seiza*.

2: Inclínense el uno ante el otro con respeto. Háganlo al inicio y al final del entrenamiento.

REI-HO 2

PONERSE EN PIE Y SENTARSE CON FORMALIDAD

Cuando se ponga en pie, hágalo con el pie izquierdo; cuando se siente, hágalo con el pie derecho.

En Aikido tenemos una forma establecida de ponerse en pie y de sentarse. El movimiento debe ser fluido, nunca forzado. Cuando se ponga en pie, levántese sobre el pie izquierdo y cuando se siente, hágalo apoyando el pie derecho.

Cómo ponerse en pie

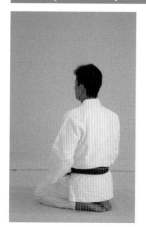 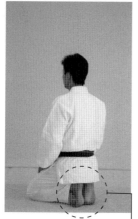 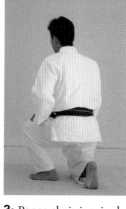 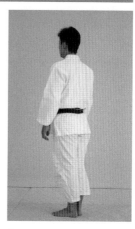

1: En *seiza*.

2: Apóyese sobre los dedos de los pies.

Siéntese apoyado en los dedos de los pies.

3: Ponga el pie izquierdo en el suelo y póngase en pie.

4: Levántese con un solo movimiento y quédese recto.

Cómo sentarse

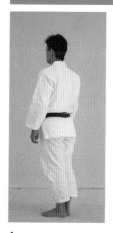 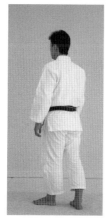 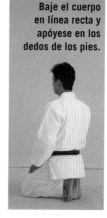 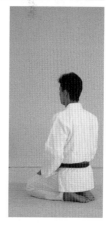

Baje el cuerpo en línea recta y apóyese en los dedos de los pies.

1

2: Desplace hacia atrás el pie derecho.

3: Baje la rodilla derecha hasta la colchoneta.

4: Baje también la rodilla izquierda y siéntese apoyado en los dedos de los pies.

5: Acabe de sentarse en *seiza*.

Calentamiento *kote-mawashi*

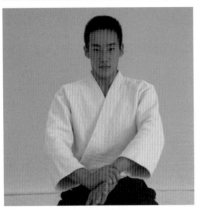

1: Coloque el pulgar izquierdo contra la base del pulgar derecho y el dedo meñique izquierdo contra la base del dedo meñique derecho, con las palmas abiertas.

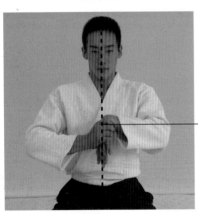

— **No levante los codos.**

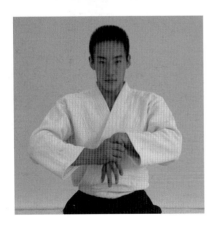

Mantenga los brazos junto al cuerpo y armonice la fuerza de las dos manos para estirar bien las muñecas.

2-3: Mientras armoniza los movimientos con la inhalación y la expiración, doble los brazos hacia dentro y estire bien la muñeca. Realice siempre este ejercicio hacia los dos lados.

Mantenga las muñecas flexibles mientras aprende a aplicar el bloqueo.

En Aikido tenemos muchas técnicas para bloquear e imovilizar las articulaciones. Antes del entrenamiento es necesario estirar las articulaciones. Además, estos ejercicios de calentamiento le enseñan a aplicar correctamente los bloqueos en la práctica. Aquí veremos el calentamiento *kote-mawashi* y el calentamiento *kote-gaeshi*.

Calentamiento *kote-gaeshi*

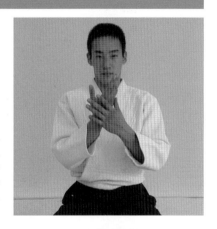

1: Coloque el pulgar izquierdo frente al pecho mientras sostiene la base d el dedo anular derecho: los otros dedos de la mano izquierda deben encontrarse contra la base del pulgar derecho, envolviendo la mano derecha.

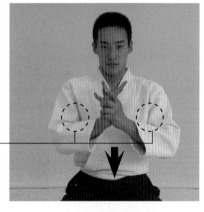

No levante los hombros. |

Mientras dobla la muñeca, mantenga el movimiento centrado hacia arriba y hacia abajo. |

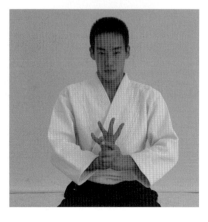

2-3: Empleando la fuerza de los dos brazos, gire las muñecas mientras tira hacia abajo. Hágalo hacia los dos lados.

DOBLE LAS RODILLAS Y ESTIRE TODO EL CUERPO

Estiramiento de espalda shiho-nage *(omote)*

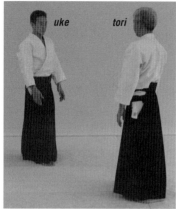

1

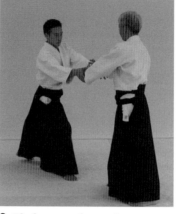

2: El *uke* agarra las muñecas del *tori* (deben estar en *ai-hanmi*)

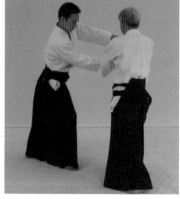

3-4: El *tori* levanta las dos manos-espada mientras gira.

Estiramiento de espalda shiho-nage *(ura)*

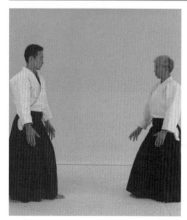

1

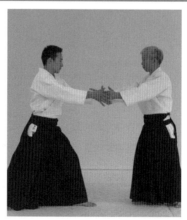

2: El *uke* agarra las muñecas del *tori* (en la técnica *ura* deben estar en *gyaku-hanmi*).

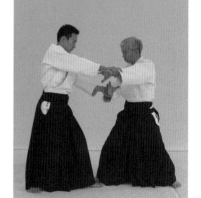

3-4: El *tori* entra por el lado exterior del *uke* y empieza a girar.

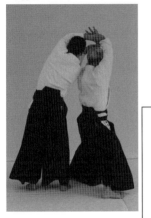

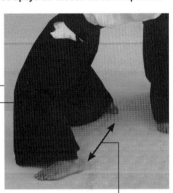

No se apoye en exceso en su compañero.

5: El *tori* corta hacia abajo un poco con las dos manos-espada para estirar la espalda del *uke*.

No doble las caderas.

Doble las rodillas y estire completamente la espalda.

En este ejercicio permanezca en *hanmi*, pero coloque las piernas alineadas con los hombros.

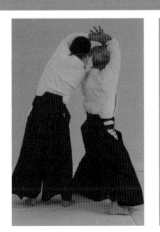

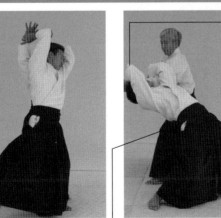

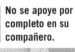

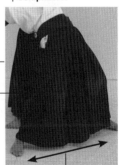

No se apoye por completo en su compañero.

5: El *tori* levanta ambas manos mientras gira.

6: El *tori* corta hacia abajo un poco con las dos manos-espada para estirar la espalda del *uke*.

No doble las caderas.

Mantenga los pies en línea recta, colocados a la misma distancia que los hombros.

Las rodillas están dobladas, y la espalda completamente estirada.

ESTIRAMIENTO PARA DESPUÉS DEL ENTRENAMIENTO

Deje que su compañero le agarre de las muñecas. Mientras levanta las manos-espada, gire y tumbe a su compañero sobre su espalda. Levántelo del suelo para estirarle bien la espalda, asegurándose de que él se sujeta bien a sus muñecas. Éste es un buen ejercicio para después del entrenamiento.

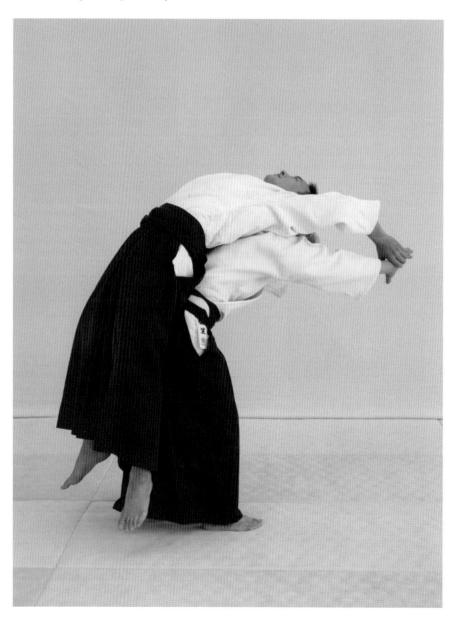

EQUIPO DE ENTRENAMIENTO

Lleve siempre el uniforme de entrenamiento limpio para practicar.

Si tiene la vestimenta adecuada, se entrenará bien. Éste es el primer paso en la práctica del Aikido.

Preste atención:

–Átese el cinturón a un lado.

–No lleve la *hakama* demasiado larga para que no arrastre sobre la colchoneta.

–Lleve el uniforme limpio.

Ejemplos de vestimenta adecuada para el entrenamiento

Elija la talla adecuada de uniforme para usted. Está prohibido llevar un uniforme demasiado estrecho ni demasiado ancho en el pecho.

Lleve bien cortadas las uñas de los dedos de las manos y de los pies.

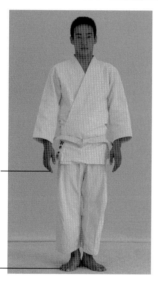
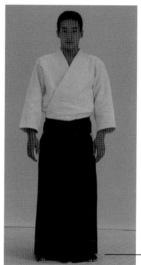

Las mujeres no deben llevar una prenda interior y el pecho abierto, pero sí pueden llevar debajo pantalones blancos de entrenamiendo.

La *hakama* no debe ser tan larga que arrastre sobre la colchoneta.

Cómo atarse el cinturón

Buen ejemplo: Átese el cinturón en horizontal.

Mal ejemplo: No se lo ate en vertical.

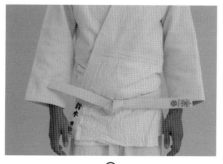
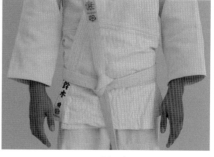

○

×